Corona und Korruption

Sebastian Wolf · Peter Graeff
(Hrsg.)

Corona und Korruption

Gesellschaftswissenschaftliche Analysen

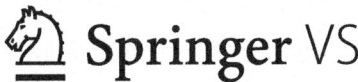

Hrsg.
Sebastian Wolf
Medical School Berlin
Berlin, Deutschland

Peter Graeff
Institut für Sozialwissenschaften
Christian-Albrechts-Universität
zu Kiel
Kiel, Deutschland

ISBN 978-3-658-35663-7   ISBN 978-3-658-35664-4 (eBook)
https://doi.org/10.1007/978-3-658-35664-4

Die Deutsche Nationalbibliothek verzeichnet diese Publikation in der Deutschen Nationalbibliografie; detaillierte bibliografische Daten sind im Internet über http://dnb.d-nb.de abrufbar.

© Der/die Herausgeber bzw. der/die Autor(en), exklusiv lizenziert durch Springer Fachmedien Wiesbaden GmbH, ein Teil von Springer Nature 2022
Das Werk einschließlich aller seiner Teile ist urheberrechtlich geschützt. Jede Verwertung, die nicht ausdrücklich vom Urheberrechtsgesetz zugelassen ist, bedarf der vorherigen Zustimmung des Verlags. Das gilt insbesondere für Vervielfältigungen, Bearbeitungen, Übersetzungen, Mikroverfilmungen und die Einspeicherung und Verarbeitung in elektronischen Systemen.
Die Wiedergabe von allgemein beschreibenden Bezeichnungen, Marken, Unternehmensnamen etc. in diesem Werk bedeutet nicht, dass diese frei durch jedermann benutzt werden dürfen. Die Berechtigung zur Benutzung unterliegt, auch ohne gesonderten Hinweis hierzu, den Regeln des Markenrechts. Die Rechte des jeweiligen Zeicheninhabers sind zu beachten.
Der Verlag, die Autoren und die Herausgeber gehen davon aus, dass die Angaben und Informationen in diesem Werk zum Zeitpunkt der Veröffentlichung vollständig und korrekt sind. Weder der Verlag, noch die Autoren oder die Herausgeber übernehmen, ausdrücklich oder implizit, Gewähr für den Inhalt des Werkes, etwaige Fehler oder Äußerungen. Der Verlag bleibt im Hinblick auf geografische Zuordnungen und Gebietsbezeichnungen in veröffentlichten Karten und Institutionsadressen neutral.

Planung/Lektorat: Jan Treibel
Springer VS ist ein Imprint der eingetragenen Gesellschaft Springer Fachmedien Wiesbaden GmbH und ist ein Teil von Springer Nature.
Die Anschrift der Gesellschaft ist: Abraham-Lincoln-Str. 46, 65189 Wiesbaden, Germany

Vorwort

Das vorliegende Buch ist die fünfte eigenständige Publikation des Arbeitskreises Korruptionsforschung von Transparency International Deutschland e. V., sieht man von der Neuauflage eines Werks ab. Zuerst erschien eine multidisziplinäre Analyse des Siemens-Korruptionsfalls (Graeff et al., 2009). Es folgte ein Sammelband mit Korruptionsdefinitionen, Konzepten und Forschungsansätzen unterschiedlicher Wissenschaftsdisziplinen (Graeff & Grieger, 2012), der einige Jahre später erweitert und überarbeitet neu aufgelegt wurde (Graeff & Rabl, 2019). In einem *special issue* einer englischsprachigen Fachzeitschrift wurden moralische und ethische Dilemmata von Korruption und Korruptionsbekämpfung aufgezeigt und untersucht (Graeff & Wolf, 2016). Eine Sammelbandpublikation, in die auch viele Perspektiven aus der Praxis einflossen, widmete sich der Vermittlung von Kompetenzen und Wissen zur Korruptionsbekämpfung in Lehre, Unterricht und Weiterbildung (Wolf & Graeff, 2018).

Der Ausgangspunkt zu diesem interdisziplinären Band war die globale COVID-19-Pandemie, die seit dem Frühjahr 2020 Milliarden Menschen mehr oder weniger einschneidend betroffen hat. Die Pandemie veränderte nicht nur politische und wirtschaftliche Kontextbedingungen, sie führte auch zu einer Veränderung des berufsbezogenen wie des privaten Umgangs miteinander. Damit veränderte sie möglicherweise auch die

Rahmenbedingungen, unter denen Korruption auftritt, bekämpft und erforscht wird. Ende 2020 wurden zahlreiche Wissenschaftlerinnen und Praktiker aus den Bereichen Korruptionsforschung und Korruptionsbekämpfung von den Herausgebern direkt mit der Bitte angeschrieben, diese Veränderungen im Rückgriff auf die aktuelle wissenschaftliche Literatur und neuere Daten zu reflektieren. Zusätzlich wurde ein offener *call for papers* über mehrere Email-Listen geschickt und stand auch wochenlang auf der Webseite von Transparency Deutschland. Es gingen fünf Vorschläge für Beiträge ein. Die Herausgeber nahmen alle Vorschläge an bis auf einen, der ihnen thematisch nicht einschlägig erschien. Aufgrund des eher geringen Rücklaufs warben die Herausgeber im Nachgang noch zwei weitere Beiträge direkt ein. Ein ausgewählter Autor musste seine Beteiligung einige Monate später aus persönlichen Gründen absagen. Die Herausgeber haben alle eingereichten Beiträge der Autorinnen und Autoren kritisch geprüft und kommentiert. Manuskripte der Herausgeber wurden von diesen wechselseitig durchgesehen.

Unser Dank gilt zunächst den Autorinnen und Autoren, ohne deren Beteiligung der vorliegende Band nicht zustande gekommen wäre. Sie waren außerdem bereit, ihre Beiträge jeweils zügig zu überarbeiten. Der Verlag Springer VS hat dankenswerterweise erneut in sehr kurzer Zeit und völlig unkompliziert entschieden, dieses Buchprojekt ohne Druckkostenzuschuss zu verwirklichen. Wir sind den Mitarbeiterinnen und Mitarbeitern des Verlags auch dankbar für die schnelle und professionelle Buchherstellung sowie die gute Zusammenarbeit. Schließlich danken wir Transparency Deutschland für die Unterstützung ohne inhaltliche Einflussnahme.

im August 2021   Sebastian Wolf
                                             Peter Graeff

Literatur

Graeff, P., & Grieger, J. (Hrsg.). (2012). *Was ist Korruption? Begriffe, Grundlagen und Perspektiven gesellschaftswissenschaftlicher Korruptionsforschung*. Nomos.

Graeff, P., & Rabl, T. (Hrsg.). (2019). *Was ist Korruption? Begriffe, Grundlagen und Perspektiven gesellschaftswissenschaftlicher Korruptionsforschung* (2. Aufl.). Nomos.

Graeff, P., & Wolf, S. (Hrsg.). (2016). Ethical challenges of corrupt practices. Formal and informal conflicts of norms and their moral ramifications. *German Law Journal* (special issue) 17(1), 1–117.

Graeff, P., Schröder, K., & Wolf, S. (Hrsg.). (2009). *Der Korruptionsfall Siemens. Analysen und praxisnahe Folgerungen des wissenschaftlichen Arbeitskreises von Transparency International Deutschland*. Nomos.

Wolf, S., & Graeff, P. (Hrsg.). (2018). *Korruptionsbekämpfung vermitteln. Didaktische, ethische und inhaltliche Aspekte in Lehre, Unterricht und Weiterbildung*. Springer VS.

Inhaltsverzeichnis

COVID-19 als Herausforderung für Korruptionsbekämpfung und Korruptionsforschung 1
Sebastian Wolf

Corona als Türöffner für Korruption? Eine theoretische Diskussion. 19
Sabine Fütterer-Akili

Die Covid-19-Pandemie aus dem Blickwinkel von Korruptionsvorsorge und Verwaltungskontrolle – eine Standortbestimmung 57
Ingo Sorgatz

Privilegien begünstigen Korruption auch in der Pandemie. 75
Hans Herbert von Arnim

Betrug, Korruption und Misswirtschaft in der deutschen Pandemiebekämpfung 85
Sebastian Wolf

A case study of systemic corruption in the state health bureaucracy 105
Maria Eugenia Trombini, Mario H. Jorge Jr., Elizangela Valarini und Markus Pohlmann

Korruption und Corona. Mögliche Gemeinsamkeiten zweier Befragungsthemen 155
Franziska Dunkelmann

**Corona und Korruption: eine negative
interdisziplinäre Bilanz an der Schwelle eines
Paradigmenwechsels**............................ 177
Peter Graeff

Herausgeber- und Autorenverzeichnis

Über die Herausgeber

Sebastian Wolf ist Professor für Sozialwissenschaften an der MSB Medical School Berlin. Er koordiniert zusammen mit Peter Graeff den Arbeitskreis Korruptionsforschung von Transparency Deutschland. Seine Forschungsschwerpunkte sind Korruption und Korruptionsbekämpfung, Rechtspolitologie, Kleinstaaten, Politische Theologie sowie europäischer Menschenrechtsschutz.

Peter Graeff ist Professor für Soziologie und empirische Sozialforschung an der Christian-Albrechts-Universität zu Kiel. Er koordiniert zusammen mit Sebastian Wolf den Arbeitskreis Korruptionsforschung von Transparency Deutschland. Seine Forschungsschwerpunkte sind positives und negatives Sozialkapital mit dem Fokus auf Korruption, Vertrauen und Ehrenamt sowie empirische Methodenlehre.

Autorenverzeichnis

Hans Herbert von Arnim ist Rechts- und Wirtschaftswissenschaftler und arbeitet als pensionierter Professor für Öffentliches Recht und Verfassungslehre an der Deutschen Universität für Verwaltungswissenschaften Speyer. Seine Forschungsschwerpunkte

sind Politikfinanzierung, Korruptionsbekämpfung, Parlamentsrecht, direkte Demokratie und Wahlrecht.
Email: vonarnim@uni-speyer.de

Franziska Dunkelmann ist wissenschaftliche Mitarbeiterin und Doktorandin am Lehrstuhl für Soziologie und Empirische Sozialforschung an der Christian-Albrechts-Universität zu Kiel. Ihr methodischer Forschungsschwerpunkt liegt auf der Sensitivität bei Erhebungsinhalten. Ihr inhaltlicher Schwerpunkt ist die Sozialkapitalforschung, insbesondere interpersonales und generalisiertes Vertrauen.
E-Mail: fdunkelmann@soziologie.uni-kiel.de

Sabine Fütterer-Akili ist in der Förderung des wissenschaftlichen Nachwuchses an der Universität Regensburg tätig und koordiniert die Verbundkollegs Gesundheit und Ökonomie des Bayerischen Wissenschaftsforums (BayWISS). Sie wurde im Fach Politikwissenschaft an der Universität Regensburg promoviert. Ihre Forschungsschwerpunkte sind die Analyse und der Vergleich von Korruption und Antikorruption.
E-Mail: sabine.fuetterer-akili@ur.de

Peter Graeff ist Professor für Soziologie und empirische Sozialforschung an der Christian-Albrechts- Universität zu Kiel. Er koordiniert zusammen mit Sebastian Wolf den Arbeitskreis Korruptionsforschung von Transparency Deutschland. Seine Forschungsschwerpunkte sind positives und negatives Sozialkapital mit dem Fokus auf Korruption, Vertrauen und Ehrenamt sowie empirische Methodenlehre.
E-Mail: pgraeff@soziologie.uni-kiel.de

Mario H. Jorge Jr. is a lawyer and researcher, member of the Organizational Crime Studies Group at the Max-Weber-Institute for Sociology of Ruprecht-Karls-Universität Heidelberg, and Ph.D. Candidate at the Law Faculty of the Humboldt Universität zu Berlin. He holds a Master of Laws (LL.M.) from Augsburg Universität and a Bachelor of Laws from the Faculdade de Direito de Curitiba with a post-graduate specialization in Corporate Criminal Law from Universidade Positivo. His research foci are the areas of corporate wrongdoing, compliance, and criminology.
Email: mario.jorge@mwi.uni-heidelberg.de

Markus Pohlmann is full professor of Sociology at Max-Weber-Institute of Heidelberg University and currently Fellow of the Marsilius Center for Advanced Studies. Prior to his current position, he was Professor at the Friedrich-Alexander-University in Erlangen, and Research Director of the ISO-Institute in Saarbrücken, Germany. His research areas span organizational sociology, the sociology of management, and economic sociology. Currently, he leads the research groups for Organizational Deviance Studies and International Management Studies.
Email: markus.pohlmann@mwi.uni-heidelberg.de

Ingo Sorgatz Erster Kriminalhauptkommissar und Dipl. Verwaltungswirt (FH), ist langjähriger Experte für Interne Revision und Korruptionsprävention in öffentlichen Institutionen. Dieses Themenfeld umfasst die Initiierung und Umsetzung präventiver Maßnahmen zur Korruptions- und Betrugsbekämpfung ebenso wie die Durchführung interner Prüfungen aus gegebenem Anlass. Ingo Sorgatz ist Trainer und Referent im nationalen wie internationalen Bereich. In den vergangenen Jahren hat er im Rahmen zahlreicher Publikationen aktuelle Fragen aus den Themenfeldern Interne Revision, Korruption und Compliance praxisnah aufgegriffen.
Email: sorgatz@email.de

Maria Eugenia Trombini is Ph.D. candidate at the Max-Weber-Institute for Sociology in Heidelberg University, researcher of the Organizational Crime Studies group and member of the Corporate Crime and Systemic Corruption in Brazil project (DFG – FAPESP). She holds a Bachelor of Law from the Faculty of Law of Curitiba, a Bachelor in Social Sciences and a M.A. in Political Science from the Federal University of Paraná (UFPR), Brazil.
Email: maria.trombini@mwi.uni-heidelberg.de

Elizangela Valarini is a postdoctoral researcher and Assistant Professor at Max-Weber-Institute of Heidelberg University, from where she holds a Master's degree and Ph.D. in Sociology. She is a member of the research group HeiGOS (Heidelberg Research Group for Organization Studies) and coordinates the

research project Corporate Crime and Systemic Corruption in Brazil (funded by DFG – FAPESP). She studied Psychology at the Universidade Estadual de Maringa (UEM), Brazil. Her research areas span organizational sociology, the sociology of management, and economic sociology, and themes related to Brazilian economic and political development.
Email: elizangela.valarini@mwi.uni-heidelberg.de

Sebastian Wolf ist Professor für Sozialwissenschaften an der MSB Medical School Berlin. Er koordiniert zusammen mit Peter Graeff den Arbeitskreis Korruptionsforschung von Transparency Deutschland. Seine Forschungsschwerpunkte sind Korruption und Korruptionsbekämpfung, Rechtspolitologie, Kleinstaaten, Politische Theologie sowie europäischer Menschenrechtsschutz.
E-Mail: Sebastian.Wolf@medicalschool-berlin.de

COVID-19 als Herausforderung für Korruptionsbekämpfung und Korruptionsforschung

Sebastian Wolf

1 Einleitung

Nach Ansicht von Norbert Frei (2020) hat sich die Geschichtswissenschaft „unter dem Eindruck von Corona eingestehen müssen, dass sie zum Thema Pandemie bislang nicht viel zu bieten hat". Ähnliches gilt wohl für die interdisziplinäre Korruptionsforschung, auch wenn es bereits vereinzelt einschlägige Erkenntnisse aus anderen überregionalen Seuchenereignissen gibt, etwa der Ebola-Pandemie 2013–2016 in West-Afrika (Steingrüber et al., 2020, S. 4). Außenstehenden mag die Frage nach Zusammenhängen zwischen Korruptionsphänomenen einerseits und dem neuartigen Coronavirus SARS-CoV-2 bzw. der dadurch hervorgerufen Erkrankung COVID-19 andererseits vielleicht weit hergeholt erscheinen – aber unterschiedliche Forschungsrichtungen oder Wissenschaftsdisziplinen haben nun einmal ihre jeweils eigenen Perspektiven (vgl. Dabrock, 2021, S. 8), und für die Korruptions- und Kriminalitätsforschung drängt sich dieser Forschungsgegenstand geradezu auf. Manche Wissenschaftler bezeichnen die Pandemie gar als

---

S. Wolf (✉)
MSB Medical School Berlin, Berlin, Deutschland
E-Mail: Sebastian.Wolf@medicalschool-berlin.de

© Der/die Autor(en), exklusiv lizenziert durch Springer
Fachmedien Wiesbaden GmbH, ein Teil von Springer Nature
2022
S. Wolf und P. Graeff (Hrsg.), *Corona und Korruption*,
https://doi.org/10.1007/978-3-658-35664-4_1

„the largest criminological experiment in history" (Stickle & Felson, 2020).

„Corruption thrives in times of chaos" (UNODC, 2020, S. 4), aber es gilt wohl auch: „Unlike other sorts of catastrophes, related to the weather, earthquakes, or volcanic eruptions, a health emergency raises special problems" (Rose-Ackerman, 2021, S. 30). Seit dem Ausbruch der Corona-Pandemie im Frühjahr 2020 sind bereits etliche mehr oder weniger fundierte Einschätzungen, Kommentare, Medienberichte und Handreichungen zur Thematik „Corona und Korruption" erschienen, auch einige wissenschaftliche Studien. Der vorliegende Sammelband mit seinen grundlagen- und anwendungsorientierten Analysen aus verschiedenen Disziplinen versucht, erste Wissensbestände zusammenzuführen und eine Basis für weitere Untersuchungen zu legen.

Reichlich spekulativ erscheinen vereinzelte Überlegungen, Korruption oder korruptionsnahe Formen kriminellen Verhaltens hätten nennenswert zum Entstehen der Pandemie beigetragen. So schreiben beispielsweise Steingrüber et al., (2020, S. 1), „the best evidence we currently have of the origin of SARS-CoV-2 leads to a market in Wuhan, China, that engaged in the corrupt and illegal trade of exotic wildlife, whereby this zoonotic disease was transferred to humans". Fenner und Guy (2020) argumentieren, den genauen Ursprung des Viruses werde man vielleicht nie erfahren – „But one can't help wondering if the coronavirus outbreak could have been prevented if the Chinese government had upheld the ban on wild animal markets instituted during the SARS outbreak".

In den bisherigen Publikationen zum Verhältnis zwischen COVID-19 und Korruption lassen sich im Wesentlichen zwei Wirkungsmechanismen oder Erklärungsrichtungen ausmachen: es wird angenommen, dass sich entweder Korruption nachteilig auf die Eindämmung der Pandemie auswirkt (Abschn. 2), oder dass bestimmte Merkmale der Pandemiebekämpfung verschiedene Formen devianten Handelns bis hin zur Korruption begünstigen (Abschn. 3). Abhängige und unabhängige Variablen werden hier also jeweils unterschiedlich modelliert, wobei auch auf mögliche Interdependenzen einzugehen ist. Korruptionsrelevante Auswirkungen von Maßnahmen zur Seucheneindämmung auf Demokratie und Zivilgesellschaft sind ebenfalls öfters Thema einschlägiger Veröffentlichungen (Abschn. 4). Diese Einführung schließt mit einem knappen Überblick über die weiteren Beiträge des Sammelbands (Abschn. 5).

2 Korruption als Hindernis für die Pandemiebekämpfung

Für viele Beobachterinnen und Analysten scheint es offensichtlich, dass sich korruptive Handlungen und Strukturen nachteilig auf die Eindämmung der SARS-CoV-2-Pandemie auswirken. So schreibt etwa Böhm (2021), Korruption in Afrika „gefährdet die Pandemiebekämpfung". Wesentlich dramatischer formuliert Transparency International (2021a, S. 4): „COVID-19 is not just a health and economic crisis, but a corruption crisis as well, with countless lives lost due to the insidious effects of corruption undermining a fair and equitable global response". Die Staatengruppe gegen Korruption des Europarats argumentiert, Bestechung im Gesundheitswesen „may cause serious harm to individuals (e.g., through the use of substandard medical products)" (Group of States against Corruption, 2020, S. 1). Auch Cortese (2020) vertritt die Auffassung, dass „corruptly acquired government deals tend to result in the production of a lower quality product, which is exceedingly problematic when viewed through the lens of someone in need of medical aid". Nach Auffassung von Teremetskyi et al. (2021, S. 26) hat Korruption unterschiedliche Auswirkungen auf die Gesundheitssysteme reicher und armer Staaten: „If in rich countries corruption affects the financing of medical services, access and quality of services, in poor countries, it can be a matter of life and death".

Kohler und Wright (2020, S. 3) sehen wie viele andere Forschende auch Korruptionsgefahren insbesondere in der öffentlichen Auftragsvergabe unter Pandemiebedingungen: „If corruption risks are not addressed, they will ultimately result in further loss of life […] Failing to properly address the corruption risks in the public procurement of medicines will severely undermine the effectiveness of the global COVID-19 response". Aus der Perspektive des United Nations Office on Drugs and Crime (2020, S. 1) drohen auch Risiken bei Maßnahmen zur Stützung der Wirtschaft: „the lack of sufficient accountability and oversight mechanisms in the allocation and distribution of economic stimulus packages increases the risk that corruption and fraud will weaken the impact of the measures being taken". Korruptionsfälle und die Schwächung von Antikorruptionsinstitutionen können zudem das Vertrauen der Bevölkerung in die Politik vermindern (vgl. Steingrüber, 2020) und damit möglicherweise die Bereitschaft, Vorgaben zur Seucheneindämmung zu befolgen. Abbasi (2020) sieht am Beispiel Großbritanniens in der Behinderung von Wissenschaft zum (partei-)politischen oder finanziellen Vorteil auch eine Gesundheitsgefahr: „suppressing science, whether by delaying publication, cherry picking favourable research, or gagging scientists, is a danger to public health, causing deaths by exposing people to unsafe or ineffective interventions and preventing them from benefiting from better ones".

Etliche anwendungsbezogene und policyorientierte Publikationen zielen vor diesem Hintergrund darauf ab, Einfallstore für Korruption mit ihren (vermuteten) negativen Auswirkungen auf die Effizienz von Maßnahmen zur Eindämmung der Pandemie möglichst zu schließen bzw. gar nicht erst entstehen zu lassen. Eine nachteilige Wirkung korruptiver Handlungen auf Seuchenbekämpfung, Gesundheitsversorgung und Wirtschaftsförderung wird bislang überwiegend aus früheren empirischen Erkenntnissen über Korruption im Gesundheitswesen oder aus theoretischen Überlegungen gefolgert. Belastbare Daten für die Annahme, dass in der Pandemie zahllose Menschen ihr Leben speziell durch die Folgen von Korruption verloren haben (vgl. Transparency International, 2021a, S. 4), dürften nicht einfach zu erbringen sein.

Verschiedenen Publikationen lassen sich zirkuläre, sequentielle oder interdependent anmutende Argumentationen entnehmen. Demnach begünstigen bestimmte Aspekte der Pandemie Korruption, wodurch wiederum die Seuchenbekämpfung behindert werde: „During the Covid-19 pandemic, corruption weakened the day-to-day functioning of the healthcare system with increase in supply and demand, uncertainty, distraction and disruption creating perfect conditions for corrupt actors to take advantage of the situation" (Teremetskyi et al., 2021, S. 26). Mit Verweis auf mögliche Langzeitfolgen führt Steingrüber (2020) aus, „that urgency significantly increases the risk that the response to the coronavirus pandemic will unleash a wave of corruption, one that not only threatens to undermine the effectiveness of the response thus ensuring greater loss of life, but could persist much longer than the outbreak itself, debilitating health systems long term".

3 Pandemie(bekämpfung) als Treiber von Korruption

Wenn auch etliche Publikationen wie eben skizziert Korruption als Hindernis für die Seucheneindämmung sehen, so beschäftigen sich doch wesentlich mehr Veröffentlichungen mit möglichen Korruptionsrisiken infolge bestimmter Merkmale der Pandemie bzw. ihrer Bekämpfung. Immer wieder wird betont, durch die globale Gesundheitskrise hätten sich zumindest zeitweise neue „Gelegenheitsstrukturen" (Wolf, 2021, S. 27) für deviantes Verhalten ergeben. Dabei schafft nicht SARS-CoV-2 selbst Situationen und Kontexte, die für kriminelles Handeln ausgenutzt werden können. Sie sind die Folge menschlicher Reaktionen und – wie bei anderen gesellschaftsrelevanten Phänomenen auch – vor allem „Entscheidungen von Verantwortungsträgern im Umgang mit dem Virus" (Schlott, 2020). Das neuartige Corona-Virus kann zwar als ein externer Eindringling in das Soziale aufgefasst werden, die aus dem Umgang mit ihm entstehenden und gegebenenfalls Korruption begünstigenden Konstellationen sind aber von Menschen gemacht.

Diese sozialkonstruktivistische Einsicht sollte man wohl stets im Hinterkopf behalten, etwa wenn die Generalversammlung der Vereinten Nationen (2021, S. 3) hervorhebt, die mit Korruption verbundenen „challenges have been exacerbated by the ongoing effects of the coronavirus disease (COVID-19) pandemic". Nach Auffassung von Bundesentwicklungsminister Gerd Müller zeige der Corruption Perceptions Index (Transparency International, 2021a), „dass Covid-19 eine weltweite Korruptionskrise ausgelöst hat" (BMZ, 2021). Selbst wenn der Befund einer seucheninduzierten Korruptionskrise stimmen sollte: als kausale Ursache lässt sich die Corona-Pandemie aus dem Korruptionswahrnehmungsindex schon aufgrund seiner Methodik eher nicht ablesen. Nach dem repräsentativen Global Corruption Barometer waren 44 % der befragten Personen in der Europäischen Union im Herbst 2020 der Auffassung, das Korruptionsniveau sei in den letzten zwölf Monaten ungefähr konstant geblieben; 32 % der Befragten gingen von einem Anstieg der Korruption aus (Transparency International, 2021b, S. 8), ohne dass sich dies aber eindeutig auf die Pandemie zurückführen lässt.

3.1 Corona-Kriminalität rund um den Globus

Im Folgenden wird zunächst kurz auf kriminelle und illegitime Handlungen jenseits von Korruption eingegangen (zur Definitionsproblematik einführend Wolf, 2021, S. 21–23). Während bestimmte Formen von Kriminalität im Laufe der Pandemiebekämpfung, vor allem zu Zeiten harter Lockdown-Phasen, zumindest vorübergehend zurückgingen (Stickle & Felson, 2020, S. 528), taten sich weltweit neue Möglichkeiten für ausbeuterisches und verbrecherisches Verhalten auf. Das Redaktionsnetzwerk Deutschland (2021) berichtet beispielsweise über Diebstähle von Behältnissen für medizinischen Sauerstoff, gepanschte Desinfektionsgels, betrügerische Verkaufsangebote für Impfstoff und eine „Corona-Variante des bekannten Enkeltricks" in Mexiko. Einen Handel mit gefälschten negativen Testergebnissen habe es etwa in Frankreich, Großbritannien, Mexiko und Spanien gegeben. Auf den Philippinen bereicherten sich Kriminelle durch „Online-Aktionen, bei denen Bürger angeblich Geld für Menschen spenden konnten, die durch die Pandemie ihre Jobs verloren hatten. Dazu erfanden sie Hilfsorganisationen, die es gar nicht gab". In Südafrika führte die zeitweilige „Ausgangssperre mit Alkohol- und Tabakverbot" unter anderem zu „Plünderungen von Spirituosenläden", Schmuggel und einem florierenden Schwarzmarkt.

Generell schafft in Pandemiezeiten die Knappheit dringend benötigter Güter Betrugsmöglichkeiten: „With masks and other medical supplies in high demand yet difficult to acquire as a result of the COVID-19 pandemic, the offer from fake shops, websites, social media accounts and email addresses claiming to sell these items has grown exponentially online" (Group of States against Corruption, 2020, S. 4). Zu den vielfältigen devianten Handlungen mit Corona-Bezug zählen in Deutschland zum Beispiel auch Betrug und Urkundenfälschung zur Erschleichung von Impfungen (Helfrich, 2021), Subventionsbetrug im Hinblick auf Unterstützungsgelder (Würminghausen, 2021), der Handel mit gefälschten Impfpässen (Bovermann, 2021) und Abrechnungsbetrug durch private Schnelltestzentren (Grill et al., 2021) (zu derartigen Fällen siehe auch Wolf, in diesem Band).

3.2 Mechanismen der Corona-Korruption

In gewissem Umfang haben spezifische Maßnahmen zur Seuchenbekämpfung bestimmte Korruptionsformen, die insbesondere auf direkten menschlichen Kontakten in konkreten (spontanen) Situationen basieren, unwahrscheinlicher gemacht: „Due to the social distancing and lockdown measures […] to deal with the COVID-19 pandemic, contact patterns with different services might be different from those recorded before the pandemic" (Transparency International, 2021b, S. 68; vgl. generell Stickle & Felson, 2020). Die Masse der einschlägigen Veröffentlichungen sieht COVID-19 allerdings nicht als Faktor für weniger Korruption, sondern als Korruptionstreiber, als Auslöser einer „coming corruption pandemic" (Cortese, 2020).

Weshalb begünstigt oder erleichtert die Pandemie Korruption? Transparency Deutschland (2020, S. 1) sieht die Gesellschaft „in einem krisenbedingten Ausnahmezustand, der es notwendig macht, Standardprozesse zu verlassen, und verschlankte Entscheidungswege erfordert. Einige potentiell ohnehin besonders korruptionsanfällige Bereiche, wie die Vergabe öffentlicher Aufträge und Fördermittel und das Gesundheitswesen, werden gerade einem Stresstest unterzogen". Rose-Ackerman (2021, S. 19–20) nennt drei zentrale korruptionsbefördernde Merkmale der Corona-Krise, die in der derzeitigen Korruptionsforschung wohl konsensfähig sind: „First, the rapidly unfolding pandemic and the accompanying economic recession have led to fierce competition for essential resources. Second, governments have rapidly mobilized public funds (for both healthcare and economic stabilization) at an unprecedented scale, creating opportunities for rent-seeking of many kinds, including outright corruption. Third, politicians, bureaucrats and medical professionals exercise substantial discretion in the allocation of resources. A lack of transparency and weak oversight and enforcement have exacerbated the problems of corruption and fraud, and public measures against these offenses have not kept pace with the developing crisis".

Diese Faktoren sollten nicht als deterministisch aufgefasst werden. Sie begünstigen Korruption, führen aber nicht notwendigerweise zu mehr Korruptionshandlungen im Laufe der Pandemie: „In such situations, much depends upon the professional integrity of both market actors and government agencies to guard against the opportunities for corrupt or, at least, self-serving behavior" (Rose-Ackerman, 2021, S. 18). In vielen Veröffentlichungen wird darauf hingewiesen, dass Kontrollverfahren, Rechenschaftspflichten und Transparenzregelungen zur Korruptionsprävention trotz der akuten Bedrohungslage durch SARS-CoV-2 nicht gelockert oder abgeschafft, sondern eher angepasst und gestärkt werden sollten: „We are facing extraordinary circumstances during the COVID-19 crises. These are not and should not be a justification to circumvent or abandoning anti-corruption standards" (Group of States against Corruption, 2020, S. 5). Umfassende Pläne für künftige pandemische Notfälle sollten rechtzeitig vor der nächsten Krise entwickelt werden: „Transparency, accountability and public consultation can only take place adequately in a non-crisis period" (UNODC, 2020, S. 4) – wobei durchaus diskutiert werden kann, ob diese drei Prinzipien durch eine Pandemie stets in der gleichen Art und Weise betroffen oder beeinflusst sind.

3.3　Formen der Corona-Korruption

Korruptives Verhalten mit direktem Pandemiebezug kann sehr unterschiedliche Ausprägungen annehmen, und wie schon vor SARS-CoV-2 gilt: „not all corruption is actually illegal" (Cortese, 2020). Situative Korruption sowie Korruptionshandlungen im Zusammenhang mit Vorteilen von eher niedrigem materiellen Wert betreffen häufig konkrete Dienstleistungen. Teremetskyi et al., (2021, S. 26) sprechen diesbezüglich von „petty corruption, which flourished during the pandemic. This is because a patient seeking treatment when there is a shortage of doctors, nurses, beds, machines may offer a bribe or will pay for it, if asked, because he needs access to treatment". Die Staatengruppe gegen Korruption des Europarats argumentiert ähnlich: „Petty bribery is also an issue that has emerged again in the pandemic context (for access or priority access to medical services, tests and equipment, body collection and burial procedures, circumventing quarantine rules, etc.) even in countries where this was very uncommon" (Group of States against Corruption, 2020, S. 3).

Zu dieser Fallgruppe zählen beispielsweise jene Ärzte in Norwegen, die Medikamente zur Behandlung von COVID-19 für sich und Nahestehende horteten (Steingrüber et al., 2020, S. 2; Teremetskyi et al., 2021, S. 26). Auch die Impfaffäre von Halle, bei der führende Personen aus der Kommunalpolitik trotz fehlender Impfberechtigung eine Corona-Schutzimpfung erhielten (Pollmer, 2021), lässt sich wohl als petty corruption einstufen. In Kamerun und Uganda sollen Amtsträger bestochen worden sein, um Quarantäneregeln zu umgehen (Steingrüber et al., 2020, S. 4). Am Münchner Flughafen haben drei Ärzte gegen Honorar die seinerzeit in Deutschland nicht impfberechtigten Angestellten eines italienischen Luxusressorts geimpft (Ott & Polistina, 2021). Einige US-amerikanische Politiker wurden beschuldigt, mithilfe von exklusivem Wissen über die Pandemieentwicklung zu ihren Gunsten Insiderhandel an der Börse betrieben zu haben (Steingrüber et al., 2020, S. 3). In Tunesien haben sich Amtsträger von Personen bestechen lassen, die gegen Regelungen des Lockdowns bzw. der Ausgangssperre verstießen (Gani, 2021).

Grand corruption, das heißt mehr oder weniger organisierte bzw. hochrangige Korruption in Verbindung mit Vorteilen von größerem materiellen Wert, droht wohl vor allem bei der öffentlichen Auftragsvergabe: „Public procurement in healthcare has been most affected by the pandemic" (Teremetskyi et al., 2021, S. 26). Selbst die Generalversammlung der Vereinten Nationen (2021, S. 5) konstatierte, „that public procurement is at serious risk of corruption, including in relation to our efforts to respond to and recover from the COVID-19 pandemic". Korruption bei der öffentlichen Auftragsvergabe wird einerseits dadurch begünstigt, dass erstmals „anlässlich einer Pandemie weltweit so viel Geld ins Gesundheitssystem gepumpt" wird (Transparency Deutschland, 2020, S. 1). Hinzu kommt der hohe Handlungsdruck, der vielfach zur Anwendung vereinfachter Vergabeverfahren führte: „Efforts to rapidly procure urgent goods may require flexibility, speed, and a level of discretion that can further widen the risks of corruption. Suppliers may exploit shortages to demand grossly inflated prices. Relaxed checks and balances can result in the purchasing of sub-standard or falsified products, which undermine health security and reduce confidence in public institutions [...] Unscrupulous politicians may use the disruption to enrich themselves or their friends" (Kohler & Wright, 2020, S. 2).

In verschiedenen Ländern kam es zu Unregelmäßigkeiten bei der öffentlichen Auftragsvergabe im Laufe der Pandemie (Rose-Ackerman, 2021, S. 20). So gingen etwa in Italien und Slowenien Beschaffungsaufträge mit jeweils großem Volumen an Unternehmen ohne einschlägige Erfahrung im Medizinbereich (Teremetskyi et al., 2021, S. 26). In Deutschland erhielten vier Abgeordnete hohe Provisionen für die Vermittlung von Atemschutzmasken an Großkunden (Schiffers, 2021; von Arnim, in diesem Band; Wolf, in diesem Band). Der Bundesrechnungshof (2021) hat dem Bundesgesundheitsministerium bei der Beschaffung von persönlicher Schutzausrüstung zwar nicht Korruption, aber umfangreiche Geldverschwendung und massive Organisationsfehler vorgeworfen – Hier passt wohl die Bemerkung: „it can be a challenge to distinguish between corruption and gross mismanagement" (Cortese, 2020). Zu Vergabeunregelmäßigkeiten im Zusammenhang mit Masken kam es zum Beispiel auch in Brasilien und den USA (Kohler & Wright, 2020, S. 2). Rio de Janeiros Gouverneur wurde aufgrund korruptiver Handlungen im Zusammenhang mit Auftragsvergaben zur Pandemiebekämpfung suspendiert (Trombini et al., in diesem Band). Gallego et al., (2021, S. 14) kommen in ihrer quantitativen Studie zu dem Ergebnis, dass „after the outbreak of COVID-19 in Colombia, places with higher levels of baseline corruption showed a greater number of irregularities in public procurement".

4 Korruptionsrelevante Auswirkungen der Pandemie auf die Zivilgesellschaft

Die Bedeutung funktionsfähiger zivilgesellschaftlicher Organisationen in einer demokratischen Gesellschaft wird für die Korruptionsbekämpfung auch und gerade in pandemischen Zeiten immer wieder betont: „Civil society organisations can play a crucial role in public health systems both as supporting actors in that space or in a monitoring, accountability, and information sharing function" (Steingrüber et al., 2020, S. 9). Manche stellen hier einen Bezug zur Effektivität der Seucheneindämmung her: „An empowered civil society can ensure that problems – corruption related or otherwise – are not swept under the rug. Without this, the effectiveness of the limited resources mobilized to respond to the pandemic will be undermined" (Kohler & Wright, 2020, S. 3).

Allerdings wurden seit Beginn der Pandemie offenbar vielerorts „die Pressefreiheit und die Arbeit der Zivilgesellschaft eingeschränkt" (BMZ, 2021; ebenso Müller, 2021). Transparency International (2021a, S. 8) sieht einen Zusammenhang zwischen dem Korruptionsniveau und der Einschränkung demokratischer Rechte: „Countries with higher levels of corruption tend to be the worst perpetrators of democratic and rule-of-law breaches while managing the COVID-19 crisis". Innerhalb der EU wird vor allem Polen und Ungarn vorgeworfen, die Pandemiebekämpfung als Vorwand für Beschränkungen von Freiheitsrechten, Presse und Zivilgesellschaft missbraucht zu haben (Transparency International, 2021b, S. 32).

Während der Pandemie haben sich zivilgesellschaftliche Formationen herausgebildet, die wie insbesondere die Querdenker-Bewegung in Deutschland gesellschaftliche Eliten und Funktionsträger sowie große Teile von Medien und Wissenschaft pauschal unter „Generalverdacht" stellen (Nachtwey et al., 2020, S. 60). Dieses Phänomen kann man auch als eine Folge mangelnder Beteiligungs-, Informations- und Kommunikationsprozesse interpretieren: „only around four in 10 people across the EU think that their governments have handled the pandemic in a transparent manner" (Transparency International, 2021b, S. 25). Vor diesem Hintergrund sollten sich Verantwortliche in Politik und öffentlicher Verwaltung künftig wohl vermehrt der Aufgabe stellen, „zivilgesellschaftliche Partizipationsmöglichkeiten an politischen Entscheidungen effektiv, transparent und kontrolliert zu organisieren […], will man die rechtsstaatliche Demokratie für zukünftige Herausforderungen rüsten" (Dabrock, 2021, S. 10). In diesem Zusammenhang gilt es auch, politische Absichtserklärungen wie jene der Generalversammlung der Vereinten Nationen (2021, S. 7, 14) zur Beteiligung der Zivilgesellschaft bei der Prävention und Bekämpfung von Korruption verstärkt in die Tat umzusetzen.

5   Zu diesem Band

Nach dem Abklingen „der evidenzbasierten Diskursherrschaft der Virologen" (Lessenich, 2020) können jetzt wohl auch andere Wissenschaftszweige wie die Korruptionsforschung besser ihre Analysen in die gesamtgesellschaftliche Debatte über die Bekämpfung der Pandemie einbringen. Korruptionsforschung „in Echtzeit" ist vermutlich ohnehin kaum möglich, ist doch zumindest die empirische Analyse auf Daten wie Kriminalstatistiken, Umfragen, Fallbeschreibungen in den Medien, auswertbare einschlägige Dokumente oder die Befragung relevanter Akteure angewiesen (vgl. Stickle & Felson, 2020).

Sabine Fütterer-Akili diskutiert in ihrem theoretisch angelegten Beitrag, inwiefern spezifische Merkmale der Pandemie die Entstehung von Korruption begünstigen. Dabei geht sie insbesondere auf strukturelle und personenbezogene Faktoren ein, die eine effektive Kontrolle von Korruption erschweren bzw. nachteilige Auswirkungen auf das individuelle Verhalten haben. Der stärker praxisorientierte Beitrag von Ingo Sorgatz nimmt unter anderem pandemiebedingte Korruptionsrisiken aufgrund von Abschwächungen des regulativen Rahmens und Einschränkungen verwaltungsinterner Kontrollinstanzen in den Blick. Eine tendenziell geringere Thematisierung von Korruption in Medien und Parlament seit Ausbruch der Pandemie gibt nach Einschätzung des Autors ebenfalls Grund zur Sorge.

Die drei nachfolgenden Kapitel beschäftigen sich mit unterschiedlich ausgerichteten Fallstudien zu Deutschland und Brasilien. Hans Herbert von Arnim argumentiert, dass die korruptive Bereicherung deutscher Abgeordneter in der Frühphase der Pandemie auf Regelungsdefiziten beruhe, die schon lange vor COVID-19 existierten. Für Verschärfungen der politikbezogenen Antikorruptionsbestimmungen brauche es immer einen Skandal. Sebastian Wolf gibt einen Überblick über deutsche Fälle von Korruption, Betrug und politisch-administrativer Misswirtschaft im Zusammenhang mit COVID-19. Seiner Auffassung nach lässt sich das Dilemma zwischen rascher Seuchenbekämpfung und umfassender Korruptionsprävention wohl nicht völlig auflösen. Maria Eugenia Trombini, Elizangela Valarini, Mario Helton Jorge Jr. und Markus Pohlmann analysieren in ihrer Fallstudie gravierende Korruption bei der pandemiebedingten öffentlichen Auftragsvergabe in Rio de Janeiro. Sie untersuchen in diesem Zusammenhang auch Kontinuitäten und Wandel der dortigen Korruptionsstrukturen.

Die Erhebung aussagekräftiger Umfragedaten ist im Hinblick auf Korruption und COVID-19 mit einigen Schwierigkeiten verbunden. Franziska Dunkelmanns methodologisch orientierter Beitrag skizziert Parallelen zwischen diesen beiden Befragungsthemen und diskutiert die Geeignetheit bestimmter Umfragemethoden für derartig sensitive Inhalte. Abschließend zieht Peter Graeff eine interdisziplinäre Bilanz des vorliegenden Bands, diskutiert Querschnittsthemen und identifiziert weiteren Forschungsbedarf. Wenn es eine zentrale Aufgabe der Gesellschaft ist, ein „soziales Immunsystem" zur Bewältigung künftiger Pandemien zu entwickeln, das unter anderem zumindest annäherungsweise „nur die Interessen *aller* verfolgt und keinen ‚special interests' verpflichtet ist", so ist vielleicht auch für die Korruptionsforschung als Teil der Sozialwissenschaften „die Beobachtung und Begleitung und eventuell auch Gestaltung der Genese dieses sozialen Immunsystems die interessanteste und wichtigste Aufgabe" (Stichweh, 2020, S. 206).

Literatur

Abbasi, K. (2020). Covid-19: politicisation, "corruption", and suppression of science. *BMJ, 371,* m4425.

Böhm, A. (2021). Korruption in der Corona-Pandemie: Schamlos. *Zeit online.* https://www.zeit.de/politik/ausland/2021-02/korruption-corona-pandemie-mutation-suedafrika-kenia-african-national-congress. Zugegriffen: 28. Juni 2021.

Bovermann, P. (22.–24. Mai 2021). „Da rutscht vieles durch". *Süddeutsche Zeitung,* S. 6.

Bundesministerium für wirtschaftliche Zusammenarbeit und Entwicklung. (2021). Minister Müller: Internationale Kampf gegen die Korruption muss verstärkt werden. https://www.bmz.de/de/aktuelles/57438-57438. Zugegriffen: 28. Juni 2021.

Bundesrechnungshof. (2021). Bericht an den Haushaltsausschuss des Deutschen Bundestages nach § 88 Absatz 2 BHO. Prüfung der zentralen Beschaffung von persönlicher Schutzausrüstung für das Gesundheitswesen. https://www.bundesrechnungshof.de/de/veroeffentlichungen/produkte/beratungsberichte/2021/schutzmasken-beschaffung-weit-ueber-festgestelltem-bedarf/@@download/langfassung_pdf. Zugegriffen: 22. Juli 2021.

Cortese, J. (2020). COVID-19 and the coming corruption pandemic. *The Hill.* https://thehill.com/opinion/criminal-justice/491300-covid-19-and-the-coming-corruption-pandemic. Zugegriffen: 1. Juli 2021.

Dabrock, P. (2021). „Not kennt kein Gebot"? Ethische Perspektiven der Pandemiebekämpfung. *Aus Politik und Zeitgeschichte, 71*(24–25), 4–10.
Fenner, G., & Guy, M. (2020). Did corruption cause the deadly coronavirus outbreak? *FCPA Blog*. https://fcpablog.com/2020/01/30/did-corruption-cause-the-deadly-coronavirus-outbreak/. Zugegriffen: 7. Juli 2021.
Frei, N. (31. Dezember 2020/1. Januar 2021). Vorläufig. *Süddeutsche Zeitung*, S. 5.
Gallego, J., Prem, M., & Vargas, J. F. (2021). Inefficient procurement in times of pandemia. https://ssrn.com/abstract=3600572. Zugegriffen: 29. Juni 2021.
Gani, W. (2021). The causal relationship between corruption and irresponsible behavior in the time of COVID-19: Evidence from Tunesia. *African Development Review, 33*, Special issue, 165–176.
Grill, M., Kampf, L., Ott, K., & Stegemann, J. (5./6. Juni 2021). Testen wie im Wilden Westen. *Süddeutsche Zeitung*, S. 7.
Group of States against Corruption. (2020). Corruption Risks and Useful Legal References in the context of COVID-19. https://rm.coe.int/corruption-risks-and-useful-legal-references-in-the-context-of-covid-1/16809e33e1. Zugegriffen: 29. Juni 2021.
Helfrich, M. (12./13. Mai 2021). „Am Ende profitiert niemand". *Süddeutsche Zeitung*, S. 8.
Kohler, J. C., & Wright, T. (2020). The urgent need for transparent and accountable procurement of medicine and medical supplies in times of COVID-19 Pandemic. *Journal of Pharmaceutical Policy and Practice, 13,* Artikel 58.
Lessenich, S. (6. Mai 2020). Coronifizierung des Politischen. *Süddeutsche Zeitung*, S. 9.
Müller, T. (2021). Zivilgesellschaft vs. Pandemie. Für immer Notstand. *Katapult Nr. 22*, 84–89.
Nachtwey, O., Schäfer, R., & Frei, N. (2020). Politische Soziologie der Corona-Proteste. https://idw-online.de/de/attachmentdata85376.pdf. Zugegriffen: 29. Juni 2021.
Ott, K., & Polistina, F. (21. Juni 2021). Gründlich schiefgelaufen. *Süddeutsche Zeitung*, S. 24.
Pollmer, C. (9. Februar 2021). Bernd Wiegand. Geimpfter Oberbürgermeister in der Kritik. *Süddeutsche Zeitung*, S. 4.
Redaktionsnetzwerk Deutschland. (2021). Angeblicher Impfstoff und falsche Masken: Wie Kriminelle an der Corona-Pandemie verdienen. https://www.rnd.de/panorama/angeblicher-impfstoff-und-falsche-masken-wie-kriminelle-an-der-corona-pandemie-verdienen-BTEPD6AUD57EXOMVYOIOISHTVQ.html. Zugegriffen: 28. Juni 2021.
Rose-Ackerman, S. (2021). Corruption and Covid-19. *Eunomía. Revista en Cultura de la Legalidad, 20*, 16–36.

Schiffers, M. (2021). Illegitime Geschäfte in der „Coronakratie" – Ethische Perspektiven auf die Einflussnahme durch politische Entscheidungsträgerinnen und -träger. *Zeitschrift für Politikwissenschaft,* 31. https://doi.org/10.1007/s41358-021-00270-7.

Schlott, R. (17. März 2020). Um jeden Preis? *Süddeutsche Zeitung*, S. 9.

Steingrüber, S. (2020). Coronavirus and the Corruption Outbreak. https://globalanticorruptionblog.com/2020/03/31/guest-post-coronavirus-and-the-corruption-outbreak/. Zugegriffen: 20. Juli 2021.

Steingrüber, S., Kirya, M., Jackson, D., & Mullard, S. (2020). Corruption in the time of COVID-19: A double-threat for low income countries. *U4 Brief* 2020(6). https://www.u4.no/publications/corruption-in-the-time-of-covid-19-a-double-threat-for-low-income-countries.pdf. Zugegriffen: 6. Juli 2021.

Stichweh, R. (2020). Simplifikation des Sozialen. In M. Volkmer & K. Werner (Hrsg.), *Die Corona-Gesellschaft. Analysen zur Lage und Perspektiven für die Zukunft* (S. 197–206). transcript.

Stickle, B., & Felson, M. (2020). Crime rates in a pandemic: The largest criminological experiment in history. *American Journal of Criminal Justice, 45,* 525–536.

Teremetskyi, V., Duliba, Y., Kroitor, V., Korchak, N., & Makarenko, O. (2021). Corruption and strengthening anti-corruption efforts in healthcare during the pandemic of Covid-19. *Medico-Legal Journal, 89*(1), 25–28.

Transparency International. (2021a). Corruption Perceptions Index 2020. https://images.transparencycdn.org/images/CPI2020_Report_EN_0802-WEB-1_2021-02-08-103053.pdf. Zugegriffen: 26. Juli 2021.

Transparency International. (2021b). Global Corruption Barometer European Union 2021. https://images.transparencycdn.org/images/TI_GCB_EU_2021_web.pdf. Zugegriffen: 20. Juli 2021.

Transparency International Deutschland. (2020). Die Corona-Krise – ein Katalysator für Korruption? Positionspapier von Transparency Deutschland. https://www.transparency.de/fileadmin/Redaktion/Publikationen/2020/Positionspapier_Korruptionspraevention_Corona_Juni_2020.pdf. Zugegriffen: 29. Juni 2021.

United Nations General Assembly. (2021). Our common commitment to effectively addressing challenges and implementing measures to prevent and combat corruption and strengthen international cooperation. *32nd special session.* A/S-32/2/Add.1.

United Nations Office on Drugs and Crime. (2020). Accountability and the Prevention of Corruption in the allocation and distribution of emergency economic rescue packages in the context and aftermath of the COVID-19 pandemic. https://www.unodc.org/documents/Advocacy-Section/COVID-19_and_Anti-Corruption-2.pdf. Zugegriffen: 20. Juli 2021.

Wolf, S. (2021). Korruption und Antikorruption in Politik und Verwaltung. *Aus Politik und Zeitgeschichte, 71*(19–20), 21–27.

Würminghausen, P. (10./11. April 2021). Ein Mann, 91 Anträge. *Süddeutsche Zeitung*, S. 30.

Corona als Türöffner für Korruption? Eine theoretische Diskussion

Sabine Fütterer-Akili

1 Die Covid 19-Pandemie als Herausforderung für die Demokratie: Zur Fragestellung

Die Covid 19-Pandemie lässt sich als gravierender Einschnitt in die Lebensrealität der gesamten Weltbevölkerung begreifen. Ging man bei Bekanntwerden der ersten Fälle in Deutschland noch davon aus, dass das Virus mithilfe gezielter Maßnahmen innerhalb weniger Wochen unter Kontrolle sein würde, wurde vor dem Hintergrund steigender Inzidenzwerte und einer nur langsam anlaufenden Impfkampagne klar, dass das Virus die Gesellschaften auch längerfristig begleiten wird (RKI April, 2021).

Die Covid 19-Pandemie ist vor diesem Hintergrund eine beispiellose Herausforderung. Stellt sie primär eine Bedrohung für die menschliche Gesundheit und damit für die Gesundheitssysteme der Nationalstaaten dar, gehen ihre krisenhaften Auswirkungen noch weit darüber hinaus: Mittelbar sind negative

---

S. Fütterer-Akili (✉)
Zentrum zur Förderung des wissenschaftlichen Nachwuchses,
Universität Regensburg, Regensburg, Deutschland
E-Mail: sabine.fuetterer-akili@ur.de

© Der/die Autor(en), exklusiv lizenziert durch Springer
Fachmedien Wiesbaden GmbH, ein Teil von Springer Nature
2022
S. Wolf und P. Graeff (Hrsg.), *Corona und Korruption*,
https://doi.org/10.1007/978-3-658-35664-4_2

Impulse für ökonomische, soziale und politische Systeme zu erwarten (Röhl & Zerbin, 2020, S. 2). Diese sekundäre Krise für Politik, Wirtschaft und Gesellschaft ergibt sich potentiell aus dem Krisenmanagement der primären Krise (Röhl & Zerbin, 2020, S. 2). Um den drohenden katastrophalen Folgen der Covid 19-Pandemie auf das Gesundheitssystem zu begegnen, reagieren Staaten mit Schritten wie dem Lockdown, den Kontakt- und Ausgangsbeschränkungen, den Schulschließungen oder dem Verbot von Gottesdiensten. Zur Abfederung der umfassenden Bedrohung, die sich aus der Pandemie-Situation ergibt, werden auf diese Weise Maßnahmen umgesetzt, die so einschneidend und weitreichend sind, dass sie in der Geschichte der Bundesrepublik eine einzigartige Stellung einnehmen. Zur Debatte steht hierbei, ob diese Schritte gar als Einschränkung bürgerlicher Freiheitsrechte, als „demokratisch-autoritäre […] Politik unter funktionalem Schutzprimat" (Klement, 2020, S. 113) begriffen und somit als Abkehr von Normen der geltenden demokratischen Ordnung wahrgenommen werden müssen, wie sie Robert A. Dahl in seinem Modell des polyarchischen Minimums darlegt (Dahl, 1971; Ramadani, 2020, S. 73).[1]

Vor diesem Hintergrund stellt sich die Frage, inwieweit eine Pandemie-Situation und daraus abgeleitete, von geltender Norm abweichende Handlungsmechanismen in einer Wechselwirkung mit Konzepten stehen, die *per se* als Abweichung von der bestehenden Ordnung charakterisiert werden. Formen von Devianz finden sich in Handlungen, „die gegen gültige […] Normen verstoßen und negative Reaktionen und Sanktionen hervorrufen können" (Oberwittler, 2016, S. 355). Im Zentrum der Untersuchung dieser Phänomene steht neben der Frage, inwieweit sie geltenden sozialen, gesetzlichen oder politischen Normen widersprechen und daher als abweichend charakterisiert werden können, auch die Diskussion darüber, wie deren Entstehung erklärt werden kann, welche Wirkungen und Effekte

---

[1] Der Begriff „Corona-Diktatur" wurde sogar zum Unwort des Jahres 2020 gekürt (Unwort des Jahres, 2021).

sie nach sich ziehen, wie deren Auftreten verhindert werden kann oder welchen historischen Entwicklungen sie unterliegen (Danko, 2015, S. 65 f.; Hess, 2015, S. 112–115, 191; Oberwittler, 2016, S. 355–358). Beispiele für theoretische Herangehensweisen zur Analyse abweichenden Verhaltens finden sich in diesem Zusammenhang etwa im sogenannten *Labeling Approach* oder der *Rational-Choice-Theorie* (Oberwittler, 2016, S. 356–358).[2] Ein anderer Ansatz, der sich eher mit dem „Auseinanderfallen von formell verankerten Normen und faktischen Handlungsprofilen" (Sebaldt, 2020, S. 4) auf der Makroebene beschäftigt, ist das Konzept der Anomie. Der Sammelband „Anomie und Demokratie" (Sebaldt et al., 2020) setzt sich mit diesem Phänomen anhand von zwölf Einzelanalysen auseinander und ordnet Anomie als zentrale Herausforderung moderner Demokratien ein.

Korruption, die als „Verstoß gegen derartige Normen zur Erlangung privater oder partikularer Vorteile aufgefasst werden" (Wolf & Fütterer, 2019, S. 104) kann, gilt als eine Spielart des Devianzkonzepts. Korrupte Handlungen sind in der Regel als Tauschgeschäft zwischen einer korruptionsgebenden (z. B. Unternehmer*in, Privatperson) und einer korruptionsnehmenden Person (z. B. Politiker*in, Beamt*in) zu begreifen, welches zuungunsten der Interessen eines rahmenbildenden Kollektivs (z. B. staatliche Ordnung oder demokratische Normen) ausschließlich auf persönliche Interessen und Vorteile der beteiligten Personen abzielt und auf illegitime und verdeckte Weise von den positionellen Pflichten des oder der Korruptionsnehmer*in differiert.[3]

---

[2] Während sich aus der Perspektive des gesellschaftskritischen *Labeling Approach* deviantes Verhalten in erster Linie durch Benachteiligung und eine entsprechende Sozialisation erklären lassen, führt der *Rational-Choice-Ansatz* Handlungsentscheidungen auf Kosten-Nutzen-Abwägungen sowie kulturelle und moralische Tendenzen zurück (Oberwittler, 2016, S. 356–358).

[3] Für das Phänomen der Korruption existiert aufgrund seiner phänomenologischen Vielfalt und seiner Abhängigkeit von fachspezifischen und

Neuere Entwicklungen wie der so genannte „Maskenskandal"[4] zeigen, dass es mutmaßlich bereits zu entsprechenden Delikten gekommen ist und daher durchaus eine Korrelation zwischen Corona und Korruption zu vermuten ist. Die rasche Reaktion der beteiligten Verdächtigen in Form von Rücktritten von Parteiämtern lässt darüber hinaus befürchten, dass die bisher aufgedeckten Fälle mutmaßlicher gegenseitiger Begünstigung bei der Beschaffung von Atemschutzmasken für die deutsche Regierung lediglich die Spitze des Eisbergs sind und mit einer weiteren Ausbreitung des Skandals zu rechnen ist.

Der folgende Beitrag zielt darauf ab, die Relevanz der Betrachtung von Korruption im Kontext der Corona-Krise zu diskutieren. Gegenstand ist dabei die drängende Frage, inwiefern die aktuelle Pandemie-Situation einen fruchtbaren Nährboden für die Entstehung von Korruption bietet. Im Fokus steht die Gegenüberstellung der Konzepte von Korruption und pandemischer Krise sowie deren Untersuchung auf Synergien, Einflussmöglichkeiten und Dependenzen. In einem ersten Schritt werden zunächst die Ursachen von Korruption auf theoretischer Ebene diskutiert. Davon ausgehend werden in einem zweiten Schritt die funktionalen Zusammenhänge und Dynamiken der Covid 19-Pandemie im Sinne einer komplexen Krise beleuchtet.

---

historischen Perspektiven keine allgemeingültige Definition. Das hier vorgelegte Verständnis von Korruption ist als Destillat verschiedener Definitionen zu verstehen. Die ausführliche Entwicklung dieses Arbeitsbegriffs ist in meiner Studie *Logik und Problematik der Antikorruption – Deutschland und Italien im Vergleich* (Fütterer, 2018a, S. 26–32) dargelegt. Die Evolution des Begriffs der Korruption wurde auch in meinem Aufsatz *Korruption und Antikorruption in der Wissensvermittlung – Unschärfen und Abhängigkeiten* thematisiert (Fütterer, 2018b, S. 25–47).

[4] Im März 2021 kam an die Öffentlichkeit, dass verschiedene Politiker für die Empfehlung ihnen bekannter Hersteller*innen von Atemschutzmasken an Ministerien zur Vergabe umfangreicher Aufträge zur Lieferung solcher Masken enorme Provisionszahlungen erhalten sowie weitere Geschäfte im Zusammenhang mit der Beschaffung von Masken unter Erhalt persönlicher Vorteile eingefädelt haben. Die Ermittlungen sind hierzu noch nicht abgeschlossen.

In einem dritten Schritt werden schließlich beide Konzepte miteinander verglichen, um mögliche Überschneidungen zu identifizieren und zu klären, inwieweit die aktuelle Pandemie-Situation fördernde Bedingungen für korrupte Handlungen bereithält.

2 Das Konzept der Korruption: Bedingungen für die Entstehung von Korruption

In der Korruptionsforschung wird zwischen strukturbezogenen und personenbezogenen Erklärungsmustern für Korruption unterschieden. Während die strukturbezogene Herangehensweise den organisatorischen Referenzrahmen im Sinne von Normen, Gesetzen und Entscheidungsmechanismen in den Blick nimmt, die so gestaltet sind, dass Korruption ungehindert und unentdeckt ablaufen kann, fokussiert die personenbezogene Variante primär das Individuum, das innerhalb dieser Strukturen handelt und sich aufgrund von bestimmten Faktoren für den korrupten Akt entscheidet (beispielsweise Androulakis, 2007, S. 46; Graeff, 2010, S. 56; Nagel, 2007, S. 34; Höffling, 2002, S. 34 f.). Die im Folgenden dargestellten struktur- und personenbezogenen Dynamiken bei der Entstehung von Korruption können auf korrupte Praktiken in Politik, Verwaltung und im Wirtschaftssektor angewendet werden.[5]

---

[5] Die vorgenommene Unterscheidung von struktur- und personenbezogenen Ursachen von Korruption sowie die Binnendifferenzierung dieser beiden Ursachenkomplexe wurden detailliert in meiner Studie *Logik und Problematik der Antikorruption – Deutschland und Italien im Vergleich* (Fütterer, 2018a) erarbeitet und sind daher teilweise aus dieser übernommen.

2.1 Strukturbezogene Erklärungsmuster

Im Fokus einer genaueren Betrachtung sollen nun zunächst strukturbezogene Erklärungsmuster für Korruption stehen, die sich – wie oben bereits angedeutet – aus den übergeordneten Rahmenbedingungen einer Organisation und ihren strukturellen Einflüssen auf die Beziehung zwischen Korruptionsgeber*in und Korruptionsnehmer*in ergeben (Fütterer, 2018a, S. 49 f.). Eine zentrale Rolle spielen aus dieser Perspektive „[s]trukturelle Defizite und Unvollkommenheiten bei der bürokratischen Funktionsausübung, der politischen Organisation und besonders den ökonomischen Aktivitäten von Staaten […], welche die Möglichkeit, ‚Renten' abzuschöpfen, eröffnen" (Androulakis, 2007, S. 44). Vor dem Hintergrund des Wesens von Korruption als verdecktes Tauschgeschäft erscheinen dabei Faktoren relevant, die eine institutionelle Kontrolle potentieller Korruptionsnehmer*innen und -geber*innen reduzieren und so zu einem unentdeckten Ablauf des korrupten Austausches beitragen. Dabei lassen sich zwei Aspekte identifizieren, die als Kondensat solcher Unzulänglichkeiten betrachtet werden können und damit als Referenzpunkt für die folgende Untersuchung gelten sollen: einerseits eine Monopolisierung von Entscheidungsmacht und andererseits eine Intransparenz bei Entscheidungsprozessen.

Der Impuls fehlender Wettbewerbsmechanismen im Rahmen demokratischer Willensbildung auf die Ermöglichung korrupter Praktiken erklärt sich mit einem Blick auf die Beziehung zwischen dem oder der potentiellen Korruptionsnehmer*in und der Autorität der relevanten Organisation (Volk, Verfassung, etc.): Erhält ein*e Politiker*in oder Beamt*in für die Verteilung eines öffentlichen Gutes oder die Implementierung bestimmter Regierungsbeschlüsse durch Delegation einen Handlungsspielraum, in dem keine Konkurrenz zu anderen Akteur*innen vorgesehen ist, welche über gleiche oder ähnliche Kompetenzen verfügen, so hat diese*r die Gelegenheit, die ihm oder ihr übertragenen Aufgaben ohne eine Rechtfertigungspflicht gegenüber institutionellen Kontrollmechanismen zu gestalten. Verhalten, das von den delegierten Pflichten abweicht, um persönliche Interessen durch positionelle Instrumente zu verwirklichen, wird auf diese Weise erleichtert. Je stärker also die Entscheidungsmacht monopolisiert ist und je weniger Vetoakteur*innen in die Ausübung positioneller Pflichten eingebunden sind, desto wahrscheinlicher eröffnet die strukturelle Ebene nach dieser Logik Möglichkeiten für Korruption (Ades & Di Tella, 1999, S. 991; Della Porta & Vannucci, 2012, S. 18; Rose-Ackerman, 2008, S. 553; Rose-Ackerman, 1975, S. 202; Shleifer & Vishny, 1993, S. 604, 616). Die Quelle von Korruption findet sich im Lichte dieser Argumentation in der Struktur der Delegation und der dadurch möglichen Konzentration von Entscheidungsmacht, da diese ein Hindernis für eine effektive Überprüfung der regelkonformen Nutzung positioneller Ressourcen bedeutet (Schweitzer, 2009, S. 68). Monopolisierende Tendenzen im Rahmen der Entscheidungsfindung können auf diese Weise als Wegbereiter eines strukturellen Nährbodens für Korruption wirken.

Der zweite Referenzpunkt, der aus struktureller Perspektive die Entwicklung von Korruption fördert, findet sich in der Intransparenz von Entscheidungsprozessen. Ähnlich wie die Wirkungsdynamik absenter Wettbewerbsstrukturen auf das Phänomen der Korruption lässt sich auch der Effekt von struktureller Intransparenz mit einem Blick auf die Beziehung zwischen den handelnden Personen und dem geltenden Organisationsrahmen erklären.

Um innerhalb der Beziehungs- und Delegationsstruktur zwischen einem oder einer potentiellen Korruptionsnehmer*in und der geltenden Autorität der relevanten Organisation (Volk, Verfassung etc.) transparente und damit kontrollierbare Bedingungen zu schaffen, ist eine beidseitige Bereitstellung von Information grundlegend: auf der einen Seite ist es die Aufgabe der Autorität, dem oder der Beauftragten klare Regeln und Ziele vorzugeben, welche er oder sie im Rahmen der positionellen Pflichten zu erfüllen hat. Auf der anderen Seite ist es an dem oder der Beauftragten, diese Vorgaben zu erfüllen und die Autorität über die Art und Weise der Verwendung bereitgestellter Mittel zu informieren (Androulakis, 2007, S. 42).

Ist diese Beziehung des wechselseitigen Informationsflusses gestört, entsteht eine Informationsasymmetrie über Tätigkeiten der beauftragten Person in Politik oder Verwaltung innerhalb des auf sie delegierten Handlungsspielraums und über die Nutzung der ihr durch die Autorität zur Verfügung gestellten Ressourcen (Banfield, 1975, S. 588; Koch, 2012, S. 191; Pope, 2000, S. 14; Wiehen, 2005, S. 397). Das Wissen über die Nutzung ihres delegierten Handlungsspielraums konzentriert sich bei der beauftragten Person selbst, da sie nicht gezwungen ist, dieses an die delegierende Organisation weiterzugeben. Gleichzeitig verliert die rahmengebende Autorität durch den fehlenden Informationsfluss ihre Fähigkeit zur Kontrolle, da sich die beauftragte Person dieser durch den angehäuften Wissensvorsprung auf unterschiedliche Arten entziehen kann.

Aus der Beobachterperspektive ist in einer solchen Situation nicht nachzuvollziehen, warum der oder die Politiker*in oder Beamt*in spezifische Entscheidungen fällt. Ob also die Erfüllung der Pflichten regelkonform ausgeübt wird oder auf korrupte Weise geschieht, bleibt der Öffentlichkeit verborgen und damit unentdeckt. Die Gefahr, für abweichendes Verhalten bestraft zu werden, geht daher in einer intransparenten Struktur gegen Null, während die Sicherheit von Wiederholungen und die Akzeptanz korrupter Verhaltensweisen als Instrument zur Durchsetzung von persönlichen Interessen steigt. Korruption ist nach dieser Logik als strukturintendiertes Kontrolldelikt zu begreifen. Durch fehlende strukturelle Transparenz von Entscheidungsprozessen wird auf der Grundlage einer Übernormierung oder Unklarheit von Regeln sowie einer ausbleibenden Berichterstattung über Tätigkeiten des oder der Beauftragten der reziproke Wissensaustausch zwischen Autorität und beauftragter Person gestört und dadurch eine Informationsasymmetrie generiert. Die daraus resultierende Kontrollschwäche produziert Gelegenheiten für Korruption (Nagel, 2007, S. 41; Litzcke, 2012, S. 22).

Die vorangegangene Kurzübersicht zu strukturellen Erklärungsmustern für Korruption zeigt, dass eine Deformation von institutionellen Mechanismen im Sinne einer Monopolisierung von Entscheidungsmacht und Intransparenz von Entscheidungsprozessen zu einer erschwerten Kontrolle von Akteur*innen führen kann. Die Entstehung von Korruption, die ja *per definitionem* im Geheimen abläuft, kann dadurch strukturell begünstigt werden. Problematisch dabei ist nicht nur die beförderte korrupte Handlung selbst, sondern auch die aus ihr resultierende Wirkung auf die perzipierte Geltungsmacht der Autorität im jeweiligen System: Dadurch, dass die delegierende Organisation als Folge intransparenter und monopolistischer Strukturen eine zentrale Aufgabe, nämlich die Kontrolle, Überwachung und Überprüfung von beispielsweise Politiker*innen und Beamt*innen weder effektiv noch funktional umsetzen und eine regelgerechte Ausführung der Tätigkeiten dieser Akteur*innen nicht sicherstellen kann, büßt sie an Legitimität bezüglich ihrer existenzberechtigenden Funktionalität ein (Huberts, 1998, S. 214). Gerade in Demokratien, in denen – aufgrund der genuinen Dezentralisierung von Entscheidungsprozessen und der damit einhergehenden Absenz einer allumfassenden Kontrollmacht (Banfield, 1975, S. 599; Kunicová, 2006, S. 150) – durch entsprechende strukturelle Gegebenheiten alle positionellen Handlungen der Delegierten unter Beobachtung gehalten werden sollen, kann ein solcher Mangel an Legitimität des politischen, administrativen oder ökonomischen Systems weitreichende Folgen nach sich ziehen. Diese können im Extremfall bis zur Infragestellung des Systems selbst führen.

2.2 Personenbezogene Erklärungsmuster

Allerdings ist zu bedenken, dass eine Organisation, in der die oben beschriebenen strukturellen Bedingungen für die Entstehung von Korruption existieren, zwar den Weg für korrupte Handlungen bereiten kann, dieser jedoch nicht notwendigerweise zu Korruption führen muss. Ausschlaggebend dafür ist erst die Entscheidung des Individuums, das in dieser Struktur agiert, für die korrupte Handlung. Die Frage, die sich hier anschließt, zielt aus diesem Grund auf die Identifikation von Faktoren ab, die aus einer personenbezogenen Perspektive auf das Individuum wirken und es dazu bringen, tatsächlich korrupt zu handeln.

Zur Beantwortung diese Frage unterscheiden personenbezogene Erklärungsmuster für Korruption zwischen Personenfaktoren einerseits und Situationsfaktoren andererseits. Personenfaktoren ergeben sich direkt aus der Disposition des handelnden Individuums selbst. Litzcke et al. zählen hierzu die individuelle Intelligenz, den Grad der Psychopathie und den organisationalen Zynismus (Litzcke et al., 2012, S. 18–22), die sich bei einer starken Ausprägung dahin gehend auswirken, dass die übergeordnete Organisation und ihre Leitlinien als wenig legitim und daher als wenig schützenswert wahrgenommen werden.[6] Folglich begünstigen entsprechende individuelle Einstellungen eine Schwächung der Integrität, verstanden als persönliches Commitment des Individuums zu regelkonformem Verhalten, gegenüber der übergeordneten Organisation und ihres handlungsstrukturierenden Regelwerks.

Die direkte Folge aus einer wenig integren Einstellung eines oder einer Politiker*in oder Beamten*in spiegelt sich in der Entwicklung eines Primats persönlicher über positionelle Ziele, da die Leitlinien der rahmengebenden Autorität nicht länger

---

[6] Aus Sicht der Autoren führe eine höhere Intelligenz zu einer stärkeren und differenzierteren Normenwahrnehmung und könne genutzt werden, um das Entdeckungsrisiko korrupter Handlungen zu reduzieren. Ein hoher Psychopathiewert steigere die Annahme des Individuums, dass alle Menschen durch jegliche Handlung versuchen, den eigenen Vorteil zu erlangen, wodurch eigenes irreguläres Verhalten gerechtfertigt werden könne (Litzcke et al., 2012, S. 19, 120 f.). Organisationaler Zynismus schließlich sei zu begreifen als „negative Einstellung eines Arbeitnehmers gegenüber seiner Organisation" (Litzcke et al., 2012, S. 20), die zu einer negativen Einstellung gegenüber der Organisation und schließlich zu „abschätzigem und kritisierendem Verhalten" (Litzcke et al., 2012, S. 21) führe. Der Faktor der Intelligenz erscheint dabei am wenigsten aussagekräftig, da dieser auch das Bewusstsein von Korruption als illegitimem Akt sowie von zu erwartenden Strafen stärkt. In der Summe ist daher nicht klar festzustellen, ob Intelligenz Korruption begünstigt oder nicht. Sicher ist aber, dass dieser Wert die Wahrnehmung und das Bewusstsein von Korruption schärft (Litzcke et al., 2012, S. 120).

als schützenswert wahrgenommen werden. Es setzt eine Entfremdung zwischen privaten Interessen der handelnden Person und Kollektivinteressen des Ordnungsrahmens ein, die sie prinzipiell im Rahmen der Ausübung ihrer Position zu verfolgen hat. Je weiter dieser Prozess voranschreitet, desto leichter fällt es dem oder der Beauftragten daher, von positionellen Pflichten abzuweichen, um persönliche Interessen zu erfüllen, und die Wahrscheinlichkeit von Korruption nimmt zu (Wieland, 2005, S. 48).[7]

Die aus mangelnder Integrität resultierenden individuellen Tendenzen der Rationalisierung korrupter Handlungen als legitimes Instrument zur Durchsetzung persönlicher Interessen werden von verstärkenden Phänomenen wie entsprechenden sozialen Normen[8] befördert, indem sie Einstellungen generieren,

---

[7] Verdeutlicht wird dieser Zusammenhang durch eine Rekapitulation der Argumentation Pierre Bourdieus zu Delegation und politischem Fetischismus. In diesem Kontext nimmt der oder die Beauftragte die Repräsentation einer Gruppe ein und erhält durch Delegation einen Handlungsspielraum, welchen er oder sie im Sinne des Allgemeininteresses zu gestalten hat. Im Idealbild wird der oder die Beauftragte zum Symbol der Gruppe und schließlich zur Gruppe selbst, indem im Sinne einer Usurpation das Individuum und dessen eigenes Interesse hinter dem Gruppeninteresse verschwindet (Bourdieu & Schultheis, 2013, S. 29). Dadurch, dass der oder die Beauftragte – zumindest idealtypisch – den Gruppenwillen verfolgt, gewinnt er oder sie Handlungs- und Entscheidungsmacht über die Gruppe, die er oder sie repräsentiert (Schweitzer, 2009, S. 67). Verliert nun der oder die Beauftragte durch spezifische Personenfaktoren an Integrität gegenüber der Organisation und damit der Gruppe, so erstarken seine oder ihre individuellen Interessen im Gegensatz zu den zu verfolgenden Gruppeninteressen, das Individuum tritt in seiner Rolle als Repräsentant nicht mehr hinter die Gruppe zurück und das Ziel der Positionsausübung kippt um: Nicht mehr das Gruppeninteresse, sondern das eigene Interesse steht primär im Fokus, welches auf Kosten der Gruppe verfolgt wird (Schweitzer, 2009, S. 68). Das Delegationssystem avanciert auf diese Weise zum Nährboden für Korruption, sobald der oder die Beauftragte nicht mehr integer ist (Schweitzer, 2009, S. 68).

[8] Zu finden sind soziale Normen etwa in einem geringen Korpsgeist der Beamt*innen, in einer begünstigenden politischen und bürgerlichen Kultur, in einer begünstigenden politischen Identität und moralischen Disposition

welche den korrupten Akt zumindest vor dem eigenen Gewissen des oder der Beauftragten zu rechtfertigen suchen. Ideen wie: „Der Organisation schadet mein korruptes Verhalten so wenig, dass es unter den Tisch fällt"; „Die Autorität hat mein korruptes Verhalten verdient, weil sie selbst so handelt" oder „Ich hole mir durch Korruption nur das, was mir ohnehin zusteht"[9] tragen auf diese Weise zu einer Pseudo-Legitimation von Korruption durch das Individuum selbst bei und senken dadurch die persönliche Abwehrhaltung gegen illegitime Verhaltensweisen.

Eine geringe Integrität führt nach dieser Argumentation also zu einer Divergenz zwischen dem persönlichen Interesse des oder der Beauftragten und dem allgemeinen, öffentlichen Interesse der rahmengebenden Organisation, wodurch die Wahrscheinlichkeit zunimmt, dass sich ein Individuum für eine korrupte Handlung zur Erreichung privater Ziele entscheidet. Die delegierte Position und die mit ihr einhergehenden Rechte und Pflichten können in einer solchen Situation sukzessive zu einem Instrument für den Erhalt privater Vorteile degenerieren.

Im Gegensatz zu den Personenfaktoren können sich Situationsfaktoren auf eine rationale Kosten-Nutzen-Abschätzung (Litzcke et al., 2012, S. 23) der handelnden Person beziehen, aus der sich selektive individuelle Anreize zur Entscheidung für oder gegen eine korrupte Handlung ergeben (Schweitzer, 2009, S. 51). Ins Gewicht fallen hierbei auf der Seite der aufzuwendenden Ressourcen neben den zu investierenden moralischen[10] und

---

der politischen Klasse oder einer degenerierten öffentlichen Meinung gegenüber Illegalität (Della Porta und Vannucci, 2012, S. 13).

[9] Diese Einstellung greift auch Pope in seiner Betrachtung der Korruption in der ehemaligen Sowjetunion auf. Die Idee „the State was stealing from us, and we were taking our own property back again" (Pope, 2000, S. 19) rechtfertige dort Korruption auf akteursbezogene Weise.

[10] Moralische Kosten ergeben sich aus der Bindewirkung persönlicher ethischer, kultureller oder auch religiöser Standards, welche gegebenenfalls auch durch das Vorbild von Kolleg*innen oder der Führungsetage als der Peergroup des Individuums beeinflusst werden können (Klitgaard, 1988, S. 69).

den durch die Transaktion[11] selbst anfallenden auch sanktionsbezogene Kosten, welche sich im Risiko der Entdeckungswahrscheinlichkeit, der potentiellen Wahrscheinlichkeit der Bestrafung der korrupten Verhaltensweise sowie in der Strenge und Höhe dieser potentiellen Strafe spiegeln (Della Porta & Vannucci, 2012, S. 13, 18, 1999, S. 19; Banfield, 1975, S. 587; Klitgaard, 1988, S. 69). Ergänzt werden die perzipierten Kosten von Korruption um die Erfolgswahrscheinlichkeit der korrupten Handlung selbst, die sich aus der Einschätzung ergibt, inwieweit die Tat auch tatsächlich durchgeführt werden kann.[12] Diese Elemente werden gegen die Summe der für das Individuum relevanten persönlichen materiellen oder immateriellen Vorteile aufgewogen, die sich aus dem korrupten Tauschgeschäft etwa in Form von Schmiergeld, positionellem Aufstieg, politischer Unterstützung oder Wählerstimmen ergeben (Della Porta & Vannucci, 2012, S. 19; Klitgaard, 1988, S. 69; Litzcke, 2012, S. 33). Übersteigt dabei der zu erwartende materielle oder immaterielle Nutzen die zu investierenden moralischen, transaktions- und sanktionsbezogenen Kosten von Korruption, wird sich das Individuum wahrscheinlich für die korrupte Handlungsalternative entscheiden (Klitgaard, 1988, S. 69; Mishra, 2006, S. 191). Im Gegensatz dazu wird in einer Situation, „where payoffs will be deterred if at least one side of the potential deal faces costs that exceed the benefits" (Rose-Ackerman, 2008, S. 553) keine Korruption stattfinden. Eine solche rationale Abwägung zwischen möglichen, für das Individuum relevanten Folgen und dem notwendigen persönlichen Ressourcenaufwand zur Durchführung der illegitimen Transaktion produziert auf diese Weise selektive Anreize pro oder contra Korruption und determiniert die korrupte Handlung selbst (Della Porta & Vannucci, 2012, S. 13).

---

[11] Transaktionskosten entstehen aus der genuinen Natur von Korruption, welche sich in ihrem illegitimen Charakter und der daraus resultierenden Notwendigkeit der Geheimhaltung des Austausches vor der Öffentlichkeit begründet (Della Porta & Vannucci, 2012, S. 18).

[12] Hierbei spielt etwa folgende Frage eine Rolle: „Halten die an der korrupten Handlung beteiligten Personen ihre Versprechen tatsächlich ein?".

Die Diskussion personenbezogener Erklärungsmuster für Korruption macht deutlich, dass sich Personen- und Situationsfaktoren zwar voneinander unterscheiden, jedoch nicht strikt voneinander getrennt betrachtet werden sollten. Denn die aus persönlichen Eigenschaften resultierenden individuellen Tendenzen zu Korruption entfalten ihre Dynamik oft erst durch ein situatives Anreizschema, das sich aus einer rationalen Kosten-Nutzen-Abwägung ergibt. Korruption lässt sich daher aus dieser Perspektive entweder durch Personenfaktoren und damit durch fehlende Integrität, durch Situationsfaktoren, also ein korruptionsbegünstigendes Anreizschema, oder durch eine Kombination aus beiden erklären. Ausschlaggebend sind dabei die Persönlichkeit des handelnden Individuums sowie auf dieses wirkende selektive Einflussfaktoren (Androulakis, 2007, S. 42).

Eine Differenzierung zwischen strukturbezogenen (monopolistische Entscheidungsmacht und intransparente Entscheidungsprozesse) und personenbezogenen (geringe Integrität gegenüber der rahmengebenden Organisation und selektive Anreize für korruptes Verhalten) Ursachenkomplexen erscheint nach dem obenstehenden Überblick als grundsätzlich gewinnbringender Ansatz, um die Entstehungsbedingungen für Korruption zu systematisieren. Klar wird dabei, dass das Individuum nicht in einem Vakuum agiert, in dem es ausschließlich nach seiner persönlichen Einstellung und Disposition handelt, sondern in einer Wechselwirkung mit der übergeordneten Struktur steht, die korruptes Handeln eines für Korruption offenen Individuums erst ermöglicht. Diese gibt damit dem oder der zu Korruption tendierenden Akteur*in die strukturelle Handhabe für korruptes

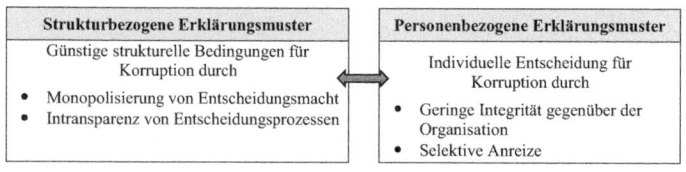

Abb. 1 Schematischer Überblick über struktur- und personenbezogene Erklärungsmuster für Korruption. (Quelle: Eigene Zusammenstellung)

Handeln (Ades & Di Tella, 1997, S. 509; Kabalak, 2005, S. 186). Anders gewendet werden für Korruption günstige strukturelle Bedingungen tendenziell ungenutzt bleiben, wenn sich die innerhalb der Organisation handelnden Individuen aufgrund personenbezogener Faktoren nicht für die korrupte Handlung entscheiden. Personen- und strukturbezogene Ursachenkomplexe müssen daher stets als sich bedingende Einflussfaktoren betrachtet werden. Abb. 1 stellt diese beiden Erklärungsmuster schematisch dar.

3 Das Konzept der Pandemie: Effekte auf den demokratischen Entscheidungsfindungsprozess

Nachdem in einem ersten Schritt gängige Erklärungsmuster für die Entstehung von Korruption grundgelegt wurden, gilt es in einem zweiten Schritt, Aspekte, Effekte und Prozesse der Pandemie zu beleuchten, um zu identifizieren, ob in der Covid 19-Pandemie günstige Bedingungen für die Entstehung von Korruption vorliegen. Dabei stehen weniger die medizinischen Aspekte der Pandemie, sondern vielmehr ihre krisenhaften Auswirkungen auf die Entscheidungsfindung in Politik, Wirtschaft und Gesellschaft im Vordergrund. Die Covid 19-Pandemie wird daher im Folgenden als komplexe pandemische Krise betrachtet. Zwar existiert bislang kein integriertes theoretisches Konzept für eine solche Krise, durchaus können aber einige theoretische Perspektiven zu diesem Zweck herangezogen werden (Schuppan & Köhl, 2016, S. 116). Im Sinne der vorliegenden Untersuchung wird dabei auf verschiedene Aspekte zurückgegriffen, die zur Analyse komplexer Krisen und Probleme genutzt werden.

Folgt man der Feldtheorie von Kurt Lewin (1935), nach welcher Verhaltensentscheidungen stets als „Wechselwirkung von Person und Umgebung" (Funke, 2020, S. 221) betrachtet werden müssen, ergeben sich aus der Perzeption der Covid 19-Pandemie als komplexe Krise Einflüsse auf den politischen und persönlichen Entscheidungsfindungsprozess. Daher werden neben struktur- auch akteurszentrierte Aspekte in den Blick genommen, welche kollektive und individuelle Entscheidungen im Rahmen der Pandemie-Situation beeinflussen. Diese Effekte werden anschließend mit den oben dargelegten korruptionstheoretischen Erklärungsmustern in Verbindung gebracht.

3.1 Strukturelle Faktoren

3.1.1 Strukturbezogene Effekte der Pandemie

Schuppan und Köhl (2016) sehen Krisen als „langfristige Erscheinungen mit tiefgreifenden Veränderungen, die durch einen hohen Grad an Unsicherheit gekennzeichnet sind und nicht durch einfaches Notfallmanagement behoben werden können" (Schuppan & Köhl, 2016, S. 118). Krisenhafte Erscheinungen wie eine Pandemie verändern nach dieser Argumentation bestehende Rahmenbedingungen von Organisationen so stark, dass sich daraus Folgen für die Entscheidungsfindung ableiten, die innerhalb dieser Struktur stattfindet.

Im Zuge der Untersuchung solcher strukturbezogener Effekte von komplexen Problemen wie der Corona-Krise identifiziert Johann Funke (2020) fünf verschiedene Faktoren, die potentiell den Referenzrahmen für kollektive und individuelle Entscheidungen beeinflussen. Diese finden sich in der Komplexität, der Vielzeitigkeit, dem Informationsdefizit, der Dynamik und der Vernetztheit der pandemischen Krise (Funke, 2020, S. 221–225). Im Folgenden werden diese Faktoren und deren Effekte vor dem Hintergrund der Covid 19-Pandemie diskutiert und anschließend mit strukturbezogenen Erklärungsmustern für Korruption verknüpft.

Die *Komplexität* der Corona-Krise lässt sich durch eine Betrachtung der aus ihr resultierenden mehrfachen Bedrohungslage erklären. Der Ausgangspunkt ist dabei zunächst die potentielle Gefährdung der Gesundheit der Bevölkerung bei einer unkontrollierten Ausbreitung des Virus, die mit einer exponentiell steigenden Sterblichkeit in Verbindung gebracht wird. Die primäre Gefahr resultiert daher aus der rasanten Ausbreitung des Virus und bedeutet eine Bedrohung für die

Funktionalität staatlicher Gesundheitssysteme (Kooths & Felbermay, 2020, S. 5). Diese soll durch politische Maßnahmen abgefedert werden, die in ihrer Konsequenz neue, sekundäre Bedrohungslagen für das sozioökonomische System generieren. So wurde beispielsweise in Deutschland mit dem Ziel der Eindämmung des Infektionsgeschehens durch den Lockdown 75 % des Einzelhandels vorübergehend geschlossen (Röhl & Zerbin, 2020, S. 2). Gleichzeitig wurden durch geltende Infektionsschutzmaßnamen branchenspezifisch (etwa Tourismus, Gastronomie oder Veranstaltungsbranche) enorme Umsatzeinbußen produziert (Dummer & Neuhäuser, 2020, S. 69). Um die aus diesen Maßnahmen drohenden katastrophalen Auswirkungen auf das Wirtschaftssystem und die Marktmechanismen zu reduzieren, entschied sich die Bundesregierung für ein Maßnahmenpaket weitreichender Rettungs- und Schutzschirme über mehrere 100 Mrd. EUR, das unter anderem die Erleichterung von Kurzarbeitergeld, Zuschüsse für Kleinunternehmen und die Erleichterung des Erhalts von Krediten enthält. Auf diese Weise wurden langfristige volkswirtschaftliche Kosten in Kauf genommen (Benček et al., 2020, S. 879; Gebhardt & Siemers, 2020, S. 468; Kooths & Felbermay, 2020, S. 6). Neben dem Wirtschaftssystem sind von den Infektionsschutzmaßnahmen aber auch gesellschaftliche Funktionssysteme betroffen, wie z. B. Erziehung oder Religion, deren Schutz im staatlichen Maßnahmenpaket nur teilweise abgebildet ist (Henkel, 2020, S. 40 f.). Die zentrale Bedrohung der Pandemie für die Gesundheit setzt sich auf diese Weise in einer Vielzahl von Detailproblemen fort, deren mittel- und langfristige Effekte in der akuten Situation nicht abzusehen sind (Dummer & Neuhäuser, 2020, S. 67; Funke, 2020, S. 222).

Die Corona-Krise erscheint vor diesem Hintergrund als Gefahr für mehrere Wertesysteme. Diese komplexe Bedrohungslage bedingt eine *Vielzeitigkeit* der Pandemie, die sich auf die Gestaltung der Reaktion auf die Situation bezieht: Zwar existiert ein klares primäres Ziel des Krisenmanagements – die Reduktion des Infektionsgeschehens zum Schutz des Gesundheitssystems –, jedoch besteht dieses aus vielen diffusen Nebenzielen, denen ebenfalls Beachtung geschenkt werden muss. Es ergibt sich auf diese Weise eine Überlagerung der Maximen Schutz der Gesundheit, Schutz der Wirtschaft und Schutz des gesellschaftlichen Lebens, wodurch für die Entscheidungsträger*innen ein Zielkonflikt entsteht, in dem jegliche Reaktion auf die Krise immer andere soziale und ökonomische Kosten bzw. Nutzen mit sich bringt (Funke, 2020, S. 221, 224; Krumpal, 2020, S. 3; Weible et al., 2020, S. 228).

Ergänzt wird dieser Zielkonflikt durch eine wenig konkrete Definition angestrebter Einzelziele, die eine zusätzliche Problematik für den strukturellen Handlungsrahmen schafft. Fehlende gesicherte Kenntnisse zur realen Zahl an Erkrankten, zu kurz- und langfristigen Folgen einer Erkrankung für den menschlichen Organismus sowie deren Gesundung, dem daraus abgeleiteten tatsächlichen Bedarf an medizinischer Infrastruktur oder der Grenze, ab der zur Verfügung stehende Kapazitäten des Gesundheitssystems tatsächlich überschritten sind, führen zu einem enormen *Informationsdefizit* hinsichtlich der mit dem Krisenmanagement zu erreichenden Ergebnisse (Funke, 2020, S. 221, 224; Ramadani, 2020, S. 82). Gleichzeitig existieren auch über konkrete Instrumente, wie die pandemische Ausbreitung des Virus effektiv und nachhaltig verhindert werden kann, (noch) keine fundierten Kenntnisse (Weible et al., 2020, S. 228), sodass „lösungsrelevantes Wissen" (Funke, 2020, S. 221) zur Begegnung des komplexen Problems erst generiert werden muss. Diese außergewöhnliche und undurchsichtige Situation führt dazu, dass etablierte Regelsysteme des Notfallmanagements nicht greifen und neue Instrumente außerhalb der eingeübten Abläufe genutzt werden müssen (Funke, 2020, S. 221; Schuppan & Köhl, 2016, S. 116). Es lassen sich daher im Rahmen der pandemischen Krisensituation intransparente Strukturen auf zwei Ebenen feststellen: Weder liegt eine klare Zieldefinition vor, noch existieren gesicherte Kenntnisse über valide Instrumente zur Begegnung dieses komplexen Problems (Funke, 2020, S. 221). Eine direkte Folge daraus findet sich in einem „nichtlinearen Prozess" (Funke, 2020, S. 222) der Maßnahmenverhängung: Zum einen unterscheiden sich die Instrumente, die zur Eindämmung des Infektionsgeschehens eingesetzt werden, teils gravierend sowohl im internationalen[13] als auch im nationalen Kontext[14]. Zum anderen zeigt z. B. die Evolution des Krisenmanagements in Deutschland, dass selbst innerhalb eines politischen Systems Entscheidungen getroffen und kurze Zeit später nachjustiert werden müssen (Funke, 2020, S. 222): Schulen werden geschlossen und wieder geöffnet; Kontaktbeschränkungen werden erweitert und wieder gelockert; eine Öffnungsperspektive für den Einzelhandel wird ermöglicht und wieder zurückgenommen.

Die Unsicherheit, die sich auf der Grundlage dieses Mangels an Informationen ergibt, kann durch die *Dynamik* der Covid 19-Pandemie erklärt werden. Denn nicht nur die Krisensituation selbst ändert sich ständig, etwa durch die Meldung von sich verändernden Infektions- und Todeszahlen oder dem Auftreten von Virusmutationen, sondern auch die Bewertung dieser Lage unterliegt einem stetigen Wandel entlang geographischer sowie zeitlicher Achsen (Funke, 2020, S. 222). Hinzu kommt die Zeitverzögerung als Teil solcher dynamischen Prozesse, die zwischen der Feststellung einer Situation, der Meldung der Lage und der Reaktion auf diese besteht (Funke, 2020, S. 225). Das Informationsdefizit über ihre tatsächliche phänomenologische Reichweite erscheint vor diesem Hintergrund als intrinsisches Problem von pandemischen Krisen. Dieser Prozess wird weiter dynamisiert durch den pandemischen Charakter selbst, der gerade aus den Bedingungen einer globalisierten und vernetzten Welt an Kraft schöpft (Funke, 2020, S. 222, 224).

Der Wesenszug der *Vernetztheit,* welcher die oben beschriebenen komplexen Wirkungsmechanismen, Bedrohungs-

---

[13] Während Länder wie Italien oder Spanien auf eine strikte Schließungsstrategie setzten, ging Schweden zumindest teilweise einen Sonderweg und verhängte keinerlei landesweite Ausgangssperren oder Kontaktverbote.

[14] Aufgrund des Subsidiaritätsprinzips und der Umsetzung der Infektionsschutzmaßnahmen über Verordnungen in den einzelnen Bundesländern variieren die tatsächlich geltenden Regelungen zwischen den Bundesländern oft stark (Kühne et al., 2020, S. 1; Schäfer 2021, S. 32).

lagen und Dynamiken nach sich zieht, spiegelt sich auch auf der Ebene des Krisenmanagements. Auf der Grundlage der durch das Informationsdefizit generierten Unsicherheit für die Entwicklung von rationalen Gegenmaßnahmen suchen Politik und Gesellschaft Wege, diese Wissenslücke zu füllen (Schuppan & Köhl, 2016, S. 123). Dies geschieht etwa durch den Einbezug führender Expert*innen der Virologie, Epidemiologie, Ökonomie oder Soziologie, die durch theoretische oder evidenzbasierte Simulationen und Modelle „Prognosen über die Wirksamkeit von staatlichen Interventionen zur Pandemieeindämmung" (Krumpal, 2020, S. 2) liefern. Aus dieser Perspektive erscheint es logisch und zielführend, dass die Rolle von wissenschaftlicher und technischer Expertise im Rahmen des Entscheidungsfindungsprozesses wächst und entsprechende Spezialist*innen auf diese Weise Einfluss darauf ausüben, wie Politik und Gesellschaft auf die Krise reagieren (Weible et al., 2020, S. 230 f.). Neben der Vernetzung von öffentlichen und privaten Akteur*innen zur Sammlung von lösungsrelevantem Wissen wirkt sich die pandemische Krise auch in einer gestiegenen Notwendigkeit der Zusammenarbeit von verschiedenen Verwaltungseinheiten zur Umsetzung getroffener Maßnahmen aus, um die sich gegenseitig bedingenden Problemlagen koordiniert bekämpfen zu können (Schuppan & Köhl, 2016, S. 123). Insgesamt ist daher im Umgang mit der Covid 19-Pandemie eine „Multi-Level-Governance gefragt, d. h. Zusammenarbeit und Koordination über mehrere Ebenen (Verwaltungs-, politische oder staatliche) und Grenzen (Bereichs-, Ressort-, Sektor oder sogar Ländergrenzen) hinweg" (Schuppan & Köhl, 2016, S. 123), für die es oft noch keine Ablaufmechanismen gibt. Der vernetzte Charakter der Corona-Krise befördert daher sowohl eine Vermischung von Kompetenzen auf der Ebene der Entscheidungsfindung als auch auf der Ebene der Umsetzung der getroffenen Entscheidungen.

Die Corona-Krise fungiert aus dieser strukturbezogenen Perspektive als Situation von „extreme urgency, ambiguity, and value conflicts" (Weible et al., 2020, S. 236), die sich auf eine Veränderung der Rahmenbedingungen für den politischen und sozioökonomischen Entscheidungsfindungsprozess auswirkt.

„Crises such as the COVID-19 pandemic demand swift and coordinated action that adopts fluidly to conditions" (Weible et al., 2020, S. 235).

3.1.2 Strukturelle Bedingungen für Korruption in der Pandemie

Inwiefern können diese veränderten Bedingungen aber die Entstehung von Korruption befördern? Verknüpft man zur Beantwortung dieser Frage die strukturbezogenen Erklärungsmuster für Korruption mit den Effekten aus der Komplexität, der Vielzeitigkeit, des Informationsdefizits, der Dynamik und der Vernetztheit der Pandemie-Situation auf die organisationale Entscheidungsstruktur, wird ein zentrales Einfallstor für Korruption deutlich: Durch die Pandemiesituation werden reguläre Kontrollmechanismen außer Kraft gesetzt, wodurch Gelegenheiten für korruptes Verhalten geschaffen werden.

Ersichtlich wird dies zunächst auf der Ebene der Entscheidungsträger*innen. Insbesondere die komplexe und dynamische Bedrohungslage, welche pandemische Krisen sowohl für das Gesundheitssystem, als auch für die wirtschaftliche und gesellschaftliche Lage von Staaten darstellt, kanalisiert sich in einen enormen Handlungs- und Zeitdruck (Schuppan & Köhl, 2016, S. 116; Weible et al., 2020, S. 228). Es müssen schnelle Entscheidungen getroffen werden, wodurch reguläre pluralistische Willensbildungsprozesse oft zu langwierig und damit im Sinne eines effektiven Krisenmanagements eher als hinderlich erscheinen. Gerade in der Anfangsphase der Corona-Krise lässt sich daher eine Konzentration von Entscheidungsmacht auf der Exekutivebene beobachten, um dynamisch und flexibel auf die multiplen Bedrohungslagen reagieren zu können. So ließen die Regierungen der Bundesländer „ihre Muskeln mit harten Kontrollverordnungen spielen, die vor kurzer Zeit noch undenkbar waren" (Röhl & Zerbin, 2020, S. 7), und griffen im Sinne des Schutzes der Bevölkerung vor einer Virusinfektion mit Maßnahmen wie dem Lockdown und Kontaktbeschränkungen in Grundrechte ein. Betroffen sind davon neben der allgemeinen Handlungsfreiheit (Art. 2 Abs. 2 Satz 2 GG) und dem Grundrecht auf Freizügigkeit (Art. 11 Abs. 1 GG) auch die Versammlungsfreiheit (Art. 8 GG), Religionsfreiheit (Art. 4 GG) oder Berufsfreiheit (Art. 12 GG) (Schäfer, 2021, S. 32). Korruptions- und demokratietheoretisch problematisch im Zusammenhang mit dieser „Stunde der Exekutive" (Schäfer, 2021, S. 32) ist allerdings nicht nur der Umfang dieser Maßnahmen, sondern auch der Entscheidungsprozess selbst: Unter Rückbezug auf das Infektionsschutzgesetz (IfSG) wurden diese weitreichenden Regelungen über Regierungsverordnungen in den Bundesländern umgesetzt – und damit ohne Einbeziehung der Parlamente (Schäfer, 2021, S. 32). Autorität, funktionale Rationalität und demokratische Selbstgestaltung stehen daher im Kontext der Corona-Krise in einem Spannungsverhältnis (Klement, 2020, S. 115). Die Konzentration von Entscheidungsmacht zur Ermöglichung einer effizienten Reaktion auf akute Krisenlagen erscheint aus funktionaler Perspektive durchaus gerechtfertigt und sinnvoll. Blendet man allerdings die oben diskutierten strukturbezogenen Erklärungsmuster von Korruption ein, so wird auch deutlich, dass gerade eine Monopolisierung von Entscheidungsmacht, wie sie im Rahmen des Krisenmanagements der Covid 19-Pandemie durchgeführt wurde, strukturelle Bedingungen für Korruption schafft, indem institutionelle und pluralistische Kontrollmechanismen außer Kraft gesetzt werden.

Parallel dazu entwickelt sich im Rahmen des Krisenmanagements aufgrund der unbekannten und gleichzeitig komplexen Situationen eine relative Intransparenz von Entscheidungsmustern, die ebenfalls eine effektive Kontrolle von handelnden Akteur*innen behindert. Wie insbesondere die oben dargelegten Effekte der Vielzeitigkeit, des Informationsdefizits, der Dynamik und der Vernetztheit zeigen, fungiert ein gestörter Informationsfluss als inhärenter Wesenszug einer Krisensituation, der zu einer grundsätzlich eingeschränkten Regelbarkeit der Lage und einer uneinheitlichen Anwendung von Maßnahmen führt (Funke, 2020, S. 225). Dadurch, dass in der Corona-Krise weder eine klare Zieldefinition für das Krisenmanagement vorliegt, noch gesichertes Wissen über die Effektivität möglicher Regulierungsinstrumente existiert, sind handelnde Entscheidungsträger*innen dazu gezwungen, zu improvisieren und außerhalb eingeübter Prozesse zu agieren, wie durch die Etablierung ständig neuer Regulierungsinstrumente, durch Multi-Level-Governance oder durch die Einbindung von wissenschaftlicher oder technischer Expertise (Röhl & Zerbin, 2020, S. 6).

Auf dieser Grundlage entsteht einerseits eine Unklarheit über geltende Handlungsnormen, die sich dahin gehend auswirken kann, dass sich die handelnde Person der Devianz ihres Verhaltens schlichtweg nicht bewusst ist und daher nichtintendiert gegen geltende Regeln verstößt. Sie kann aber auch dazu führen, dass Gelegenheiten für gezielt irreguläre Tauschgeschäfte geschaffen werden. Im Sinne strukturbezogener Erklärungsmuster von Korruption erscheint dabei vor allem der Verwaltungsweg Einfallstore für korrupten Einfluss zu eröffnen: Die auf Regierungsebene getroffene Entscheidung wird an die einzelnen Verwaltungseinheiten zur Umsetzung weitergegeben. Um diese Aufgabe zu erfüllen, muss die jeweilige Direktive von den einzelnen Verwaltungseinheiten interpretiert und konkretisiert werden. Schließlich ist es eine weitere Ebene, das Personal in den Behörden, die diese Interpretation der Entscheidung operationalisiert (Weible et al., 2020, S. 235). Existieren, wie oben beschrieben, auf diesem Weg keine klaren Richtlinien oder Zielvorgaben, eröffnet sich eine große Variabilität möglicher Ergebnisse der Entscheidungsumsetzung. Auf diese Weise entsteht die Option, diese unklaren Handlungsmaximen im Sinne persönlicher Interessen zuungunsten positioneller oder öffentlicher Interessen zu nutzen. Deutlich wird dieses mögliche Handlungsspektrum und damit das Potential der Entstehung devianten Verhaltens etwa beim Umgang mit übrigen Impfdosen. So häuften sich gerade zu Beginn der Impfkampagne Meldungen über Kommunalpolitiker*innen, die sich mit nicht verwendetem Impfstoff immunisieren ließen, obwohl sie nicht die notwendigen Priorisierungskriterien erfüllten (Tagesspiegel, 2021).

Andererseits entwickelt sich auf der Grundlage des krisenbedingten Informationsdefizits eine Dependenz politischer Entscheidungen von wissenschaftlicher und technischer Information und damit von Expert*innen. Zwar kann dies als Zeichen dafür gewertet werden, dass vor dem Hintergrund der Krisensituation evidenzbasierte Entscheidungen getroffen werden sollen, um die Pandemie effektiv zu bekämpfen (Krumpal, 2020, S. 2; Weible et al., 2020, S. 231). Aus einer korruptionstheoretischen Perspektive erscheint diese Abhängigkeit allerdings dahingehend problematisch, dass die fachlichen Spezialist*innen nicht notwendigerweise dem Allgemeininteresse verpflichtet sind, sondern womöglich unternehmerische oder private Interessen verfolgen. Der Öffentlichkeit wird es auf diese Weise erschwert, nachzuvollziehen, auf welcher Grundlage und zu welchem Nutzen durch Expert*innen beeinflusste politische und sozioökonomische Entscheidungen getroffen wurden, wodurch die Möglichkeit für korrupte Tauschgeschäfte eröffnet wird.

Die Verknüpfung der Effekte der Covid 19-Pandemie auf den Entscheidungsfindungsprozess mit strukturbezogenen Erklärungsmustern für Korruption macht deutlich, dass sich durch funktionale Dynamiken der Krisensituation und damit einhergehende Einschränkungen von Kontrollmechanismen Gelegenheiten für korrupte Einflussnahme auftun. Diese Dynamiken finden sich in erster Linie in der Konzentration von Entscheidungsmacht im Sinne eines effektiven Krisenmanagements sowie in der Intransparenz geltender Handlungsmaximen und Regeln.

3.2 Individuelle Faktoren

3.2.1 Personenbezogene Effekte der Pandemie

Neben den Strukturfaktoren, welche durch das pandemische Infektionsgeschehen determiniert werden und auf die Rahmenbedingungen für Entscheidungen wirken, entfalten sich aus der Covid 19-Pandemie auch direkte Impulse auf die Bürger*innen. Diese spiegeln sich in der wahrgenommenen Unsicherheit und der daraus abgeleiteten persönlichen Bewertung der Krise sowie dem individuellen Umgang mit der Situation (Funke, 2020, S. 221, 226).

Die individuelle Wahrnehmung der Krise kann in erster Linie auf die perzipierte *finanzielle Unsicherheit* rückbezogen werden, die von der Bedrohung der eigenen beruflichen Sicherheit durch die staatlichen Infektionsschutzmaßnahmen ausgeht. Ein Bezugspunkt ergibt sich hier z. B. aus der Wahrscheinlichkeit für Kurzarbeit oder den Verlust des Arbeitsplatzes und daraus folgende Einkommenseinbußen. Wie verschiedene Studien aus dem Jahr 2020 zeigen,[15] sind hierbei gravierende branchenspezifische sowie gruppenbezogene Unterschiede auszumachen. Laut den Ergebnissen dieser Befragungen waren – zumindest zu Beginn der Pandemie – durch den Lockdown evozierte Einkommenseinbußen zunächst auf breiter Bevölkerungsebene zu beobachten, jedoch waren sie bei Personen im unteren Einkommenssegment stärker festzustellen (Beznoska et al., 2021, S. 18 f.). „Besser Ausgebildete konnten hingegen häufiger ihre Arbeitszeit reduzieren oder auch im Homeoffice arbeiten und waren damit seltener von Kurzarbeit betroffen" (Beznoska et al., 2021, S. 18). In der SOEP-CoV Sonderbefragung im April und Mai 2020 gaben darüber hinaus auch 60 % der befragten Selbstständigen an, durch die Infektionsschutzmaßnahmen Einkommenseinbußen zu verzeichnen (Beznoska et al., 2021, S. 18). Neben diesen gruppenbezogenen Demarkationslinien ist zugleich auch eine Divergenz finanzieller Umsatzausfälle zwischen verschiedenen Branchen zu beobachten. Während gerade die Gastronomie, der Tourismus und die Eventbranche extrem von den Maßnahmen zur Reduktion des Infektionsgeschehens betroffen sind, sind es Bereiche wie der öffentliche Sektor weniger und wieder andere, allen voran die Digitalwirtschaft, profitieren sogar von der Pandemie-Situation (Benček et al., 2020, S. 876; Dummer & Neuhäuser, 2020, S. 69).

Aus dieser Perspektive ergibt sich eine Ungleichverteilung von ökonomischen Einbußen in Bezug auf das Markteinkommen auf volkswirtschaftlicher, branchenbezogener sowie individueller

---

[15] Beispielsweise die SOEP-CoV Sonderbefragung (Sozio-Oekonomisches Panel) im April und Mai 2020 zu den Auswirkungen der Corona-Pandemie oder die Befragung des Instituts der deutschen Wirtschaft (DIW) ab August 2020. Eine ausführlichere Besprechung dieser Studien und ihrer Ergebnisse findet sich bei Beznoska et al., (2021, S. 18).

Ebene (Dummer & Neuhäuser, 2020, S. 69). Zwar werden die daraus folgenden Auswirkungen auf die persönliche finanzielle Situation der Betroffenen mit Hilfe von umfangreichen staatlichen Leistungen, wie Sofort- oder Überbrückungshilfen, der Aussetzung der Insolvenzantragspflicht im Jahr 2020 oder der Erleichterung des Erhalts von Kurzarbeitergeld abgemildert, sodass sich die Ungleichheit im Markteinkommen zunächst nicht zwangsweise mit derselben Wucht in einer Ungleichheit des verfügbaren Einkommens der Benachteiligten fortsetzen muss. Dennoch provozieren die Fragen, ob dieser Mechanismus langfristig greifen kann und die staatlichen Leistungen auch bis zum Ende der Pandemie bereitgestellt werden können, und ob die Hilfsmaßnahmen tatsächlich effizient umgesetzt werden, eine Steigerung der wahrgenommenen Unsicherheit bezüglich der persönlichen ökonomischen Situation. Diese erscheint daher nicht nur abhängig vom Erhalt staatlicher Sicherungsleistungen, sondern auch von der Dauer der Krisensituation (Benček et al., 2020, S. 876; Beznoska et al., 2021, S. 20).

Ergänzend zum ökonomischen Faktor wirkt auch die *verhaltensbezogene Unsicherheit* auf die individuelle Wahrnehmung der Corona-Krise. Diese erwächst im Rahmen der Pandemie-Situation aus unterschiedlichen Zusammenhängen. Zunächst findet sich ein solcher in der aus der Pandemie resultierenden Gefahr für die eigene und kollektive Gesundheit. Eine stark verunsichernde Rolle spielt dabei die Frage nach der tatsächlichen Gefährdung des eigenen Wohlbefindens durch das Virus, die aufgrund seiner relativen Neuartigkeit nicht zufriedenstellend beantwortet werden kann. Eine verstärkte Wirkung zeigt diese Kausalität tendenziell in den vulnerablen Gruppen, insbesondere bei älteren oder vorerkrankten Menschen (Krumpal, 2020, S. 3). Ebenfalls nicht beantwortet werden kann die zweite zentrale Frage nach konkreten Verhaltensweisen, die diese oft als diffus wahrgenommene Bedrohungslage abwenden können. Vielmehr erfahren die Bürger*innen sich ändernde Verhaltensvorgaben, deren Anpassung und Wiederaufhebung. Verschärft wird diese wahrgenommene Inkonsistenz in Deutschland durch das Subsidiaritätsprinzip, wodurch schon die Landkreisgrenze zu anderen, für das Individuum geltenden Verhaltensrichtlinien führen kann. Die oben diskutierten strukturellen Rahmenbedingungen der Pandemie-Situation wirken auf diese Weise auf der personenbezogenen Ebene fort: Der durch die Intransparenz und Dynamik der pandemischen Krise hervorgerufene „nichtlineare Prozess" (Funke, 2020, S. 222) der Maßnahmenverhängung in geographischem und temporalem Kontext führt beim handelnden Individuum selbst zu einer Unsicherheit bezüglich regelkonformen Verhaltens.

Wie aktuelle Umfragen zeigen, haben die finanzielle und verhaltensbezogene Unsicherheit das Potential, bei anhaltender Dauer der Krisenlage die individuellen Einstellungen gegenüber dem staatlichen Krisenmanagement zu verändern. So lässt sich tendenziell ein wachsender Vertrauensverlust in die handelnden Entscheidungsträger feststellen, wenn auf das Krisenmanagement mittelfristig keine Reduktion der Infektionszahlen folgt und die anhaltenden Anstrengungen zur Bewältigung der pandemischen Krise aus diesem Grund nicht nur als inkonsistent, sondern gleichzeitig auch als wirkungslos wahrgenommen werden (Krumpal, 2020, S. 5). Eine solche Entwicklung lässt sich z. B. in Deutschland beobachten. Wie die Ergebnisse der SOEP-CoV Sonderbefragung zeigen, war die deutsche Bevölkerung im April und Mai 2020, also relativ zu Beginn der pandemischen Lage, überwiegend zufrieden mit dem Krisenmanagement auf den drei politischen Ebenen (Kühne et al., 2020, S. 2). Erklärt werden kann diese Entwicklung durch die erfolgreiche Eindämmung des Infektionsgeschehens in dieser ersten Zeit bis zur zweiten Viruswelle im Herbst 2020, die Vertrauen in staatliche Institutionen und die deutsche Bewältigungsstrategie der Corona-Krise schaffen konnte (Kühne et al., 2020, S. 4, 7 f.). Wie jedoch eine repräsentative Umfrage von infratestdimap aus April 2021 belegt, hat sich diese Situation im weiteren Verlauf der Corona-Krise stark geändert: Seit Dezember 2020, also einem Monat nach der Verhängung des zweiten Lockdowns, ist die Zufriedenheit mit dem Corona-Krisenmanagement signifikant eingebrochen, die Unzufriedenheit war im April 2021 sogar so hoch wie nie. Bemerkenswert ist in diesem Zusammenhang allerdings, dass es unter den Befragten keine Einigkeit hinsichtlich einer Lösungsstrategie gibt: Gehen dem einen Teil die verhängten Maßnahmen zu weit, wünscht sich ein anderer wachsender Teil sogar härtere Maßnahmen zur Eindämmung der Pandemie (infratest dimap April 2021b). Festzuhalten bleibt jedoch, dass der breite Konsens zur Unterstützung der staatlichen Bewältigungsstrategie zu Beginn der Pandemie bei anhaltender Dauer der Einschränkungen und gleichzeitig weiter steigenden Infektionszahlen zu bröckeln beginnt (Dummer & Neuhäuser, 2020, S. 69). Dynamisiert wird diese Entwicklung zusätzlich durch die individuell wahrgenommene Beeinträchtigung aufgrund der Infektionsschutzmaßahmen: Haben im April 2020 noch 69 % der Befragten in einer Umfrage angegeben, durch die Einschränkungen keine große Belastung zu spüren (Statista April 2020), ist dieser Wert bis Januar 2021 auf 51 % gefallen (infratest dimap Januar 2021a). Die Faktoren der sinkenden Zufriedenheit mit dem Krisenmanagement und der steigenden Wahrnehmung der Einschränkungen als persönliche Belastung können als Indizien für einen sich entwickelnden Vertrauensverlust in die Leistungsfähigkeit des Staates zur Krisenbewältigung interpretiert werden. Der aus ökonomischen Einbußen und sinkendem Vertrauen erwachsende „Konflikt mit den normativen und juristischen Grundlagen" (Krumpal, 2020, S. 5) des Regelsystems entlädt sich beispielsweise in steigenden Teilnehmendenzahlen bei Protesten gegen die Corona-Politik oder in einem wachsenden zivilen Ungehorsam gegenüber geltenden Kontaktbeschränkungen (Krumpal, 2020, S. 5; Kühne et al., 2020, S. 4).

Aus dieser personenbezogenen Perspektive überträgt sich die Corona-Krise daher nicht nur in eine grundsätzliche Verstärkung der wahrgenommenen finanziellen und verhaltensbezogenen Unsicherheit, sondern davon ausgehend bei anhaltender Dauer und einer perzipierten Wirkungslosigkeit des Krisenmanagements auch auf einen Vertrauensverlust in die Leistungsfähigkeit des organisationalen Regelsystems.

3.2.2 Personenbezogene Bedingungen für Korruption in der Pandemie

Im Sinne des diesem Beitrag zugrunde liegenden Erkenntnisinteresses ist nun ausschlaggebend, inwiefern diese personenbezogenen Effekte der Covid 19-Pandemie Korruption begünstigen können. Werden die genannten Faktoren mit Erklärungsmustern für Korruption in Bezug gesetzt, manifestiert sich eine wesentliche Konvergenz: In einer Pandemiesituation kann die Attraktivität devianten Verhaltens zunehmen, wodurch die Wahrscheinlichkeit einer individuellen Entscheidung für korruptes Handeln steigt.

Abzulesen ist diese Kausalität zunächst aus Effekten der Pandemiesituation auf persönliche Einstellungen der Individuen gegenüber der staatlichen Ordnungsmacht, die abweichendes Verhalten bedingen können. Verantwortlich dafür zeichnet etwa das intransparente und dynamische Regulierungsgeschehen, da die sich im Sinne des Infektionsschutzes häufig wandelnden Verhaltensrichtlinien und deren inkonsistente Umsetzung auf Bundesland- oder Landkreisebene als Verlust an Objektivität staatlicher Entscheidungen umgedeutet werden können. Darüber hinaus entspringt dem wachsenden Vertrauensverlust, der sich bei einer auf Dauer ausbleibenden spürbaren Wirksamkeit der Maßnahmen gegenüber dem staatlichen Krisenmanagement einstellt, eine Entfremdung zwischen Staat und Gesellschaft und damit ein Auseinanderdriften von kollektivem und persönlichem Interesse (Krumpal, 2020, S. 5). Unsicherheit sowie der Verlust des Vertrauens in die Fähigkeit des Staates, diese Sicherheit wiederherzustellen,[16] bergen vor diesem Hintergrund das Potential, die individuelle Einstellung gegenüber der Ordnungsmacht und die Bewertung des von ihr festgelegten Regelsystems als legitim und schützenswert zu verändern. Folgt man der Argumentation personenbezogener Ursachen für Korruption, kann aus diesem Funktionszusammenhang ein negativer Effekt auf die Bereitschaft des Individuums zu regelkonformem Verhalten entspringen. An die Öffentlichkeit kommende Ereignisse wie der „Maskenskandal", die implizieren, dass Entscheidungsträger*innen selbst ebenfalls nicht regelkonform handeln, ver-

---

[16] Sarah Schmid (2019, S. 79–119) klassifiziert neben der Sicherheit auch die Rechtsstaatlichkeit und die Wohlfahrtsstaatlichkeit als Minimum staatlicher Kollektivguterbringung.

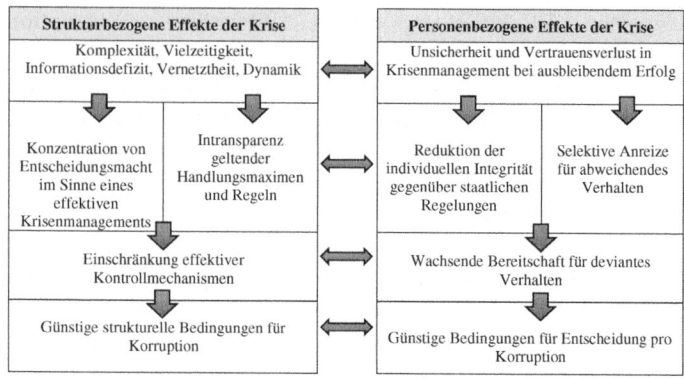

Abb. 2 Schematischer Überblick über Bedingungen für die Entstehung von Korruption in einer pandemischen Krise (Quelle: Eigene Zusammenstellung)

stärken diesen Effekt noch weiter, indem sie als Rechtfertigung für eigene Verfehlungen herangezogen werden können. Die andauernde Pandemie-Situation befördert aus dieser korruptionstheoretischen Perspektive also dann Korruption, wenn auf der Grundlage eines mit der Zeit drohenden Integritätsverlusts der Bevölkerung hinsichtlich staatlicher Regelungen die individuelle Bereitschaft für abweichendes Handeln zunimmt (Röhl & Zerbin, 2020, S. 8, 10).

Die wachsende Offenheit für deviantes Verhalten wird dynamisiert durch selektive Anreize, die sich aus der Corona-Krise auf die Kosten-Nutzen-Abwägung handelnder Individuen ergeben. Gerade vor dem Hintergrund wahrgenommener Unsicherheit in bestimmten Gruppen und Branchen kann die Möglichkeit, über korrupte Kanäle Leistungen zu erhalten, die über reguläre Wege entweder langsamer oder nicht erreicht werden und die eigene finanzielle oder verhaltensbezogene Situation verbessern könnten, attraktiver erscheinen als in einer nicht-pandemischen Lage. Gleichzeitig erwächst, wie in Abschn. 3.1 dargestellt, aus der Pandemie für Entscheidungsträger*innen ein enormer Handlungsdruck auf unbekanntem Terrain, der einen hohen Ressourceneinsatz erfordert, welcher unter regulären Bedingungen nicht zur Verfügung stehen würde. Dieses enorme finanzielle Engagement des Staates im Rahmen des Krisenmanagements kann sowohl für verunsicherte Bürger*innen als auch für Politiker*innen und Beamt*innen als starker ökonomischer Anreiz für abweichendes Verhalten fungieren, da die Verteilung dieser Mittel potentiell auf korrupte Weise beeinflusst werden kann, um persönliche Vorteile zu generieren. Als Beispiel kann hier erneut die „Maskenaffäre" genannt werden: Der Druck zur Beschaffung von Atemschutzmasken führte zu einem enormen Bedarf an entsprechenden Lieferant*innen, den die verdächtigen Politiker mutmaßlich nutzten, um persönliche finanzielle Vorteile für die Vermittlung von Maskenhersteller*innen zu erhalten. Auf einer anderen Ebene könnten auch Erleichterungen von Kontakt- und Reisebeschränkungen für geimpfte Personen (Süddeutsche Zeitung, 2021) korrupte Anreize zur Umgehung der Impffreihenfolge schaffen. Dadurch, dass die wahrgenommene individuelle Belastung der Infektionsschutzmaßnahmen, die bei andauernder pandemischer Lage kontinuierlich steigt, durch eine Impfung perspektivisch reduziert werden könnte und persönliche Freiheiten zurückgewonnen werden könnten, ergäbe sich beispielsweise aus der Bestechung von Verantwortlichen zum Erhalt eines früheren Impftermins ein gewichtiger persönlicher Vorteil aus korrupten Handlungen. Denkbar wären vor dem Hintergrund der Überlegungen zu selektiven Anreizen, die in einer pandemischen Krise den Nutzen aus abweichendem Verhalten bedingen, also neben finanziellen Anreizen aufgrund der durch den Staat bereitgestellten Mittel zum Krisenmanagement auch nichtmaterielle Vorteile, die sich auf den Rückgewinn bürgerlicher Freiheitsrechte beziehen, welche im Zuge der Infektionsschutzmaßnahmen eingeschränkt wurden.

Blendet man in diese Gleichung die Risikoseite ein, erscheint einmal mehr ein Rückbezug auf den intransparenten und dynamischen Charakter der Krise gewinnbringend. Die Unklarheit und laufende Anpassung geltender Handlungsnormen kann sich als Hindernis für eine Entdeckung und Sanktionierung nicht regelkonformen Verhaltens erweisen, wenn keine Kapazitäten oder Strukturen zur Überprüfung der Regelkonformität individueller Entscheidungen vorhanden sind. Vor diesem Hintergrund lassen sich Situationen in einer pandemischen Krise antizipieren, in der eine korrupte Umgehung geltender Normen persönlich rentabler erscheint als reguläres Verhalten.

Durch die Verknüpfung personenbezogener Erklärungsmuster für Korruption mit der pandemischen Krisenlage wird deutlich, dass auch akteurszentrierte Faktoren der Pandemie die Entwicklung von Korruption befördern können, indem sie die Bereitschaft zur Entscheidung für abweichendes Verhalten beeinflussen. Im Fokus stehen dabei die durch die Bedingungen des Krisenmanagements ausgelöste potentielle Reduktion der individuellen Integrität in Bezug auf die staatlichen Regelungen und die durch selektive Anreize beeinflusste persönliche Kosten-Nutzen-Abwägung hinsichtlich abweichender Verhaltensweisen.

4 Corona als Türöffner für Korruption? – Die Folgerungen

Die dargelegte Untersuchung des korrupten Potentials pandemischer Krisen macht deutlich, dass die Covid 19-Pandemie auf verschiedenen Ebenen Faktoren mit sich bringt, welche die Entstehung von Korruption begünstigen. Zentrale Bezugspunkte sind dabei einerseits auf struktureller Ebene die Konzentration von Entscheidungsmacht auf einzelne Akteur*innen sowie die relative Intransparenz von Entscheidungsmustern aufgrund des hohen Handlungs- und Zeitdrucks in unbekannten und gleichzeitig komplexen Situationen, die eine effektive Kontrolle behindern. Andererseits haben Effekte der Pandemie, wie die Unsicherheit auf beruflicher und verhaltensbezogener Ebene bei einem gleichzeitig enormen finanziellen Engagement des Staates sowie der in einem Teil der Bevölkerung wachsende Vertrauensverlust in die Objektivität staatlicher Entscheidungen, Einfluss auf das individuelle Commitment zu regelkonformem Verhalten sowie auf das Kosten-Nutzen-Kalkül des handelnden Individuums, wodurch eine wachsende Bereitschaft für abweichendes Verhalten generiert wird. Durch beide Funktionszusammenhänge führt die Pandemie-Situation zu günstigen Bedingungen für die Entstehung von Korruption – einerseits durch die Schaffung von strukturellen Gelegenheiten für Korruption, andererseits durch die Befeuerung der Wahrscheinlichkeit einer individuellen Entscheidung pro Korruption. Klar wird vor dem Hintergrund der vorangegangenen Argumentation auch, dass sich hierbei personen- und strukturbezogene Aspekte gegenseitig determinieren können. So führen die strukturbezogenen Faktoren der pandemischen Krise – Komplexität, Vielzeitigkeit, Informationsdefizit, Vernetztheit und Dynamik – nicht nur zur Einschränkung regulärer Kontrollmechanismen und eröffnen so strukturelle Gelegenheiten für Korruption. Sondern sie nehmen auch Einfluss auf die handelnde Person selbst, indem sie potentiell Unsicherheit und Vertrauensverlust generieren und so eine wachsende Bereitschaft des Individuums für deviantes Verhalten befeuern. Abb. 2 stellt die Ergebnisse der vorliegenden Analyse des korrupten Potentials der Corona-Krise schematisch dar.

Die vorangegangene theoriegebundene Diskussion begründet auf diese Weise die Notwendigkeit einer multiperspektivischen Analyse korruptionsrelevanter Aspekte der Covid 19-Pandemie. Die Identifikation von Funktionszusammenhängen zwischen einer Pandemielage und Korruption lassen das Auftreten weiterer Korruptionsdelikte erwarten. Besonders gefährdet erscheinen dabei Sektoren, die von den Zwängen und Bedingungen der Pandemie direkt betroffen sind, wie das Gesundheitswesen oder die Verwaltung von Fördermitteln (Röhl & Zerbin, 2020, S. 5, 7).

Die Pandemie hat so das Potential, neben der primären Krise des Gesundheitssystems und der sekundären Krise des Wirtschaftssystems eine dritte Krise nach sich zu ziehen, die sich auf den Anstieg von Kriminalität durch veränderte struktur- und personenbezogene Bedingungen bezieht und neben Korruptionsdelikten auch Straftaten wie Betrug oder Erpressung befördern kann (Röhl & Zerbin, 2020, S. 2).

Vor diesem Hintergrund erscheint es notwendig, mit passgenauen Gegenmaßnahmen „kurzfristig Risiken [zu] minimieren" und sich „langfristig auf veränderte Gefahren einzustellen" (Röhl & Zerbin, 2020, S. 11). Der vorliegende Beitrag dient dabei als Ausgangspunkt, indem er Ansätze nennt, die im Sinne einer Neutralisierung nährender Effekte der Corona-Krise auf die Entwicklung von Korruption einer genaueren Betrachtung bedürfen. Besonders gewinnbringend erscheint auf dieser Basis die Beantwortung zweier zentraler Fragenkomplexe durch weiterführende Analysen: Wie können Kontrollmechanismen in Politik, Verwaltung und Wirtschaft zur Prävention von Korruption trotz der pandemischen Krise aufrechterhalten werden? Wie können individuelle Einstellungen und selektive Anreize gestaltet werden, um handelnde Akteur*innen an geltende Normen zu binden?

Literatur

Ades, A., & Di Tella, R. (1997). The new economics of corruption: A survey and some new results. *Political Studies, 45*(3), 496–515.

Ades, A., & Di Tella, R. (1999). Rents, competition, and corruption. *The American Economic Review, 89*(4), 982–993.

Androulakis, I. N. (2007). *Die Globalisierung der Korruptionsbekämpfung. Eine Untersuchung zur Entstehung, zum Inhalt und zu den Auswirkungen des internationalen Korruptionsstrafrechts unter Berücksichtigung der sozialökonomischen Hintergründe*. Nomos.

Banfield, E. C. (1975). Corruption as a feature of governmental organization. *The Journal of Law & Economics, 18*(3), 587–605.

Benček, D., Ceni-Hulek, L., Wambach, A., & Weche, J. (2020). Wettbewerb in Zeiten der Pandemie. *Wirtschaftsdienst, 100*(11), 876–884.

Beznoska, M., Niehues, J., & Stockhausen, M. (2021). Verteilungsfolgen der Corona-Pandemie: Staatliche Sicherungssysteme und Hilfsmaßnahmen stabilisieren soziales Gefüge. *Wirtschaftsdienst, 101*(1), 17–21.

Bourdieu, P., & Schultheis, F. (2013). *Schriften zur Politischen Ökonomie 2*. UVK-Verl.-Ges.

Danko, D. (2015). *Zur Aktualität von Howard S. Becker. Einleitung in sein Werk*. Springer VS.

Dahl, R. (1971). *Polyarchy. Participation and opposition*. Yale University Press.

Della Porta, D., & Vannucci, A. (1999). *Corrupt exchanges. Actors, resources, and mechanisms of political corruption*. AldinedeGruyter.

Della Porta, D., & Vannucci, A. (2012). *The hidden order of corruption. An institutional approach*. Ashgate Pub.

Dummer, N., & Neuhäuser, C. (2020). Die Zukunft des Wirtschaftssystems nach der Pandemie. Sozialliberale Marktwirtschaft oder autoritärer Kapitalismus? In A. Brink, B. Hollstein, M. C. Hübscher, & C. Neuhäuser (Hrsg.), *Lehren aus Corona. Impulse aus der Wirtschafts- und Unternehmensethik. Zeitschrift für Wirtschafts- und Unternehmensethik, Sonderband* (S. 67–79). Nomos.

Funke, J. (2020). Entwicklung einer Pandemie: Psychologische Aspekte der Corona-Krise. *Heidelberger Jahrbücher online, 5*, 219–254.

Fütterer, S. (2018a). *Logik und Problematik der Antikorruption – Deutschland und Italien im Vergleich.* Springer VS.

Fütterer, S. (2018b). Korruption und Antikorruption in der Wissensvermittlung – Unschärfen und Abhängigkeiten. In S. Wolf & P. Graeff (Hrsg.), *Korruptionsbekämpfung vermitteln: Didaktische, ethische und inhaltliche Aspekte in Lehre, Unterricht und Weiterbildung* (S. 25–47). Springer VS.

Gebhardt, H., & Siemers, L.-H. (2020). Wirkung der Corona-Krise auf die Staatsfinanzen. *Wirtschaftsdienst, 100*(6), 468–470.

Graeff, P. (2010). Prinzipal-Agent-Klient-Modelle als Zugangsmöglichkeit zur Korruptionsforschung. Eine integrative und interdisziplinäre Perspektive. In N. Grüne & S. Slanicka (Hrsg.), *Korruption. Historische Annäherungen an eine Grundfigur politischer Kommunikation* (S. 55–75). Vandenhoeck & Ruprecht.

Henkel, A. (2020). Corona-Test für die Gesellschaft. *Soziologie und Nachhaltigkeit – Beiträge zur sozial-ökonomischen Transformationsforschung* (Sonderband II), 35–47.

Hess, H. (2015). *Die Erfindung des Verbrechens.* Springer VS.

Höffling, C. (2002). *Korruption als soziale Beziehung.* Leske + Budrich.

Huberts, L. W. C. (1998). What can be done against public corruption and fraud: Expert views in strategies to protect public integrity. *Crime, Law & Social Change, 29*(2–3), 209–224.

Infratest dimap. (2021a). Fast die Hälfte der Deutschen belasten die Corona-Auflagen stark. Homepage von infratest dimap. https://www.infratest-dimap.de/umfragen-analysen/bundesweit/umfragen/aktuell/fast-die-haelfte-der-deutschen-belasten-die-corona-auflagen-stark/. Zugegriffen: 11. Apr. 2021.

Infratest dimap. (2021b). Zufriedenheit mit dem Corona-Krisenmanagement von Bund und Ländern. Homepage von infratest dimap. https://www.infratest-dimap.de/umfragen-analysen/bundesweit/ard-deutschlandtrend/2021/april/. Zugegriffen: 11. Apr. 2021.

Kabalak, A. (2005). Institutionalisierte Korruption. In S. A. Jansen & B. P. Priddat (Hrsg.), *Korruption. Unaufgeklärter Kapitalismus – Multidisziplinäre Perspektiven zu Funktion und Folgen der Korruption* (S. 167–188). VS Verlag.

Klement, K. (2020). Angst Macht Vernunft. Zur politischen Rationalität der Corona-Krise. In C. Arnold, O. Flügel-Martinsen, S. Mohammed, & A.

Vasilache (Hrsg.), *Kritik in der Krise. Perspektiven politischer Theorie auf die Corona-Pandemie* (S. 103–116). Nomos.

Klitgaard, R. (1988). *Controlling corruption*. University of California Press.

Koch, C. (2012). Transparenz und Korruptionsprävention im Dritten Sektor. In A. Knorr (Hrsg.), *Antikorruptionspolitik im deutsch-russischen Vergleich. Proceedings des 1. Workshops im Rahmen des gleichnamigen deutsch-russischen DAAD-Ostpartnerschaften-Projekts der DHV Speyer, der Far Eastern Academy for Public Administration Khabarovsk und der Tyumen State University, veranstaltet vom 21.–23.9.2011 in Speyer (Speyerer Arbeitsheft, 207)* (S. 173–202). Dt. Universität für Verwaltungswissenschaften.

Kooths, S., & Felbermay, G. (2020). Stabilitätspolitik in der Corona-Krise. Kiel Policy Brief 138. Kiel Institute for the World Economy (IfW). https://www.econstor.eu/handle/10419/216208. Zugegriffen: 12. Apr. 2021.

Krumpal, I. (2020). Soziologie in Zeiten der Pandemie. *Schriftenreihe des Instituts für Soziologie* Nr. 79.

Kühne, S., Kroh, M., Liebig, S., Rees, J. H., & Zick, A. (2020). Zusammenhalt in Corona-Zeiten: Die meisten Menschen sind zufrieden mit dem staatlichen Krisenmanagement und vertrauen einander. *DIW aktuell* Nr. 49.

Kunicová, J. (2006). Democratic institutions and corruption: Incentives and constraints in politics. In S. Rose-Ackerman (Hrsg.), *International Handbook on the Economics of Corruption* (S. 140–160). Edward Elgar.

Lewin, K. (1935). *A dynamic theory of personality (selected papers)*. McGraw-Hill.

Litzcke, S., Linssen, R., Maffenbeier, S., & Schilling, J. (2012). *Korruption: Risikofaktor Mensch. Wahrnehmung – Rechtfertigung – Meldeverhalten*. Springer VS.

Mishra, A. (2006). Corruption, hierarchies and bureaucratic structure. In S. Rose-Ackerman (Hrsg.), *International Handbook on the Economics of Corruption* (S. 189–215). Edward Elgar.

Nagel, S. (2007). *Entwicklung und Effektivität internationaler Maßnahmen zur Korruptionsbekämpfung*. Nomos.

Oberwittler, D. (2016). Verhalten, abweichendes. In J. Kopp & A. Steinbach (Hrsg.), *Grundbegriffe der Soziologie* (S. 355–358). Springer VS.

Pope, J. (2000). The TI source book 2000. Confronting Corruption: The Elements of a National Integrity System. Transparency International. https://bsahely.com/2016/10/04/confronting-corruption-the-elements-of-a-national-integrity-system-the-ti-source-book-2000-by-jeremy-pope/. Zugegriffen: 12. Apr. 2021.

Ramadani, D. (2020). Mundschutz oder mundtot? Corona-Krise als Ausnahmezustand für und durch die Demokratie. In C. Arnold, O. Flügel-Martinsen, S. Mohammed, & A. Vasilache (Hrsg.), *Kritik in der Krise.*

Perspektiven politischer Theorie auf die Corona-Pandemie (S. 73–85). Nomos.

RKI. (April 2021). Robert Koch-Institut: COVID-19-Dashboard. Auswertungen basierend auf den aus den Gesundheitsämtern gemäß IfSG übermittelten Meldedaten. Homepage des RKI. https://experience.arcgis.com/experience/478220a4c454480e823b17327b2bf1d4/page/page_1/. Zugegriffen: 11. Apr. 2021.

Röhl, A., & Zerbin, D. (2020). Wirtschaftskriminalität im Schatten der Pandemie – Unternehmen und die Gefahr einer dritten Krise. *Working Paper des Studiengangs Sicherheitsmanagement an der NBS Northern Business School Hamburg* Nr. 2.

Rose-Ackerman, S. (1975). The economics of corruption. *Journal of Public Economics, 4*(2), 187–203.

Rose-Ackerman, S. (2008). Corruption. In C. K. Rowley & F. G. Schneider (Hrsg.), *Readings in public choice and constitutional political economy* (S. 551–566). Gardners Books.

Schäfer, K. (2021). Welche Rolle sollten Parlamente in der Corona-Krise spielen? *Gesellschaft, Wirtschaft, Politik, 70*(1), 31–37.

Schmid, S. (2019). *Öffentliche Gütererbringung jenseits des Staates in Afghanistan und Kolumbien.* Springer VS.

Schuppan, T., & Köhl, S. (2016). Krisenmanagement – Herausforderung für das Public Management?! *Verwaltung und Management, 22*(3), 115–125.

Schweitzer, H. (2009). *Vom Geist der Korruption. Theorie und Analyse der Bedingungen für Entstehung, Entwicklung und Veränderung von Korruption.* Akademische Verlagsgemeinschaft München.

Sebaldt, M. (2020). Anomie als fundamentale Herausforderung moderner Demokratien: Problemstellung, Forschungsdesiderate und Koordinaten des Projekts. In M. Sebaldt, S. Bein, S. Enghofer, V. Ibscher, & L. Illan (Hrsg.), *Demokratie und Anomie. Eine fundamentale Herausforderung moderner Volksherrschaft in Theorie und Praxis* (S. 3–17). Springer VS.

Sebaldt, M., Bein, S., Enghofer, S., Ibscher, V., & Illan, L. (Hrsg.). (2020). *Demokratie und Anomie. Eine fundamentale Herausfordrung moderner Volksherrschaft in Theorie und Praxis.* Springer VS.

Shleifer, A., & Vishny, R. W. (1993). Corruption. *The Quarterly Journal of Economics, 108*(3), 599–617.

Statista. (April 2020). Wie stark belasten Sie die Einschränkungen aufgrund des Coronavirus?. Homepage von Statista. https://de.statista.com/statistik/daten/studie/1111157/umfrage/corona-umfrage-zu-belastungen-durch-einschraenkungen/. Zugegriffen: 11. Apr. 2021.

Süddeutsche Zeitung. (2021). Erleichterungen für Geimpfte geplant. *Süddeutsche Zeitung.* https://www.sueddeutsche.de/gesundheit/gesundheit-erleichterungen-fuer-geimpfte-geplant-dpa.urn-newsml-dpa-com-20090101-210407-99-116266. Zugegriffen: 11. Apr. 2021.

Tagesspiegel. (2021). Halles Oberbürgermeister räumt Fehler ein – doch verteidigt seine Impfung. *Tagesspiegel*. https://www.tagesspiegel.de/politik/kommunalpolitiker-draengeln-sich-vor-halles-oberbuergermeister-raeumt-fehler-ein-doch-verteidigt-seine-impfung/26891104.html. Zugegriffen: 29. Mai 2021.

Unwort des Jahres. (2021). Pressemitteilung: Wahl des 30. „Unworts des Jahres" – und eine neue Jury!. Homepage von Unwort des Jahres. http://www.unwortdesjahres.net/index.php?id=101. Zugegriffen: 11. Apr. 2021.

Weible, C. M., Nohrstedt, D., Cairney, P., Carter, D. P., Crow, D. A., Durnová, A. P., Heikkila, T., Ingold, K., McConnell, A., & Stone, D. (2020). COVID-19 and the policy sciences: Initial reactions and perspectives. *Policy Sciences, 53*, 225–241.

Wiehen, M. (2005). Nationale Strategien zur Bekämpfung der politischen Korruption. In U. von Alemann (Hrsg.), *Dimensionen politischer Korruption. Beiträge zum Stand der internationalen Forschung* (S. 398–423). VS Verlag.

Wieland, J. (2005). Die Governance der Korruption. In S. A. Jansen & B. P. Priddat (Hrsg.), *Korruption. Unaufgeklärter Kapitalismus – Multidisziplinäre Perspektiven zu Funktion und Folgen der Korruption* (S. 43–61). VS Verlag.

Wolf, S., & Fütterer, S. (2019). Politikwissenschaftliche Korruptionsforschung. In P. Graeff & T. Rabl (Hrsg.), *Was ist Korruption? Begriffe, Grundlagen und Perspektiven gesellschaftswissenschaftlicher Korruptionsforschung* (S. 103–121). Nomos.

Die Covid-19-Pandemie aus dem Blickwinkel von Korruptionsvorsorge und Verwaltungskontrolle – eine Standortbestimmung

Ingo Sorgatz

1 Einleitung

Seit Beginn der COVID-19-Pandemie haben staatliche Verbote und Auflagen eine Renaissance erfahren. Kaum ein Tag, an dem nicht politisch Verantwortliche und Amtsträger neue Verbote einschließlich deren engmaschiger Kontrolle sowie Pönalisierung forderten. Das ist vorliegend nicht zu bewerten. Aus dem Blickwinkel von Public (Financial) Audit, interner Verwaltungskontrolle und Korruptionsprävention sei aber angemerkt, dass in den Risikobereichen der öffentlichen Verwaltung, in denen schon seit Längerem die Verbesserung kontrollierender und präventiver Instrumente zur Bekämpfung von Fraud – also Korruption, Betrug und verwandter Begleitdelikte – empfohlen wird, wahrscheinlich Großes bewirkt werden könnte, würde man diese Instrumente auch nur mit einem Bruchteil an vergleichbar erhöhter Aufmerksamkeit und Ressourcen ertüchtigen.

I. Sorgatz (✉)
Bundesministerium des Innern, Berlin, Deutschland
E-Mail: sorgatz@email.de

© Der/die Autor(en), exklusiv lizenziert durch Springer Fachmedien Wiesbaden GmbH, ein Teil von Springer Nature 2022
S. Wolf und P. Graeff (Hrsg.), *Corona und Korruption*,
https://doi.org/10.1007/978-3-658-35664-4_3

Während aber extravertierte, auf die Bürgerinnen und Bürger gerichtete Kontrollregime Konjunktur haben, dokumentieren die Lagebilder zur Korruption kaum nennenswerte Erfolge bei deren Bekämpfung und Prävention. Es ist vielmehr damit zu rechnen, dass wir bei diesen Deliktsbereichen einem Rückgang der Aufdeckungsquoten und einer weiteren Vergrößerung des ohnehin hohen Dunkelfelds entgegensehen, weil die Berichterstattung hierüber durch die allgemeine COVID-19-Lage verdrängt wird und dadurch Skandale mit eigentlich abschreckender Signalwirkung zum Teil medial untergehen. Flankiert wird dies durch erhöhte Missbrauchsrisiken zum Beispiel in Gestalt der Senkung von Vergabeschwellenwerten bei öffentlichen Aufträgen und vereinfachter Möglichkeiten zum Erhalt von Subventionen und Transferleistungen. Das administrative und prüfende Personal in der Verwaltung ist derweil anderweitig gebunden oder nur eingeschränkt handlungsfähig. Dabei wäre es gerade jetzt angesichts der sich anspannenden Lage öffentlicher Haushalte nötig und dringlich angezeigt, auch die interne Verwaltungs- und Finanzkontrolle wesentlich breiter aufzustellen.

Der Beitrag liefert einen bewertenden Überblick über die aktuelle Lage der Korruptions- und Betrugsbekämpfung im öffentlichen Sektor und skizziert mögliche Auswirkungen der Krise auf entsprechende Risiken und die zu deren Bekämpfung zur Verfügung stehenden präventiven und repressiven Ressourcen.

2 Massiver Deliktsanstieg und Bekämpfungsversäumnisse schon vor Pandemiebeginn

Das Bundeskriminalamt (BKA, 2020) veröffentlicht jährlich zu verschiedenen Deliktsbereichen, unter anderem zur Korruptionskriminalität, sogenannte Lagebilder, in denen neue eingeleitete kriminalpolizeiliche Ermittlungen statistisch dargestellt und die gemeldeten Fälle nach festgelegten Parametern ausgewertet werden. Im November 2020 wartete das BKA anlässlich der Vorstellung seines Lagebildes des Jahres 2019 mit einer alarmierenden Nachricht auf: Im Jahr 2019 ist es bei den Korruptionsdelikten zu einem Anstieg um 42,7 % im Vergleich zum Vorjahr gekommen. Passend dazu rügte der Europarat Ende 2020 in einem Bericht die Qualität der Korruptionsbekämpfung in Deutschland (Tagesschau, 2020).

Die Deliktsentwicklung der letzten fünf Jahre zeigt zwar, dass der Trend nach wie vor leicht sinkend ist und die Steigerung des Jahres 2019 besonders deshalb heraussticht, weil im Jahr 2018 außergewöhnlich geringe Fallzahlen erfasst worden waren. Man muss aber wohl von einer Stabilisierung auf nach wie vor hohem Niveau sprechen (Abb. 1).

Lohnend ist daneben auch eine Analyse des Lagebilds in Bezug auf die Frage, inwieweit die öffentliche Verwaltung Zielbereich der Korruption war, das heißt inwieweit korruptive Handlungen zum Ziel hatten, einen begünstigenden Verwaltungsakt oder öffentlichen Auftrag zu erlangen. Hier macht das BKA für 2019 einen durchaus erfreulich rückläufigen Trend aus, wie die zweite Grafik zeigt (Abb. 2).

Schließlich sollte man sich auch die gemessenen Schäden einerseits und die Qualität der erlangten Vorteile andererseits genauer ansehen. Hier zeigt sich, dass die Summe der ermittelten Schäden durch Korruption im Jahr 2019 gegenüber dem Vorjahr um 61 % auf einen historischen Tiefstand von 47 Mio. EUR zurückgegangen ist. Obschon man zu berücksichtigen hat, dass dies nur ein Näherungswert ist, da das BKA überhaupt nur in ca. einem Fünftel der Fälle konkrete Schäden beziffern kann, so ist dies jedenfalls der niedrigste Wert seit Beginn der Veröffentlichung der erfassten Schäden im Jahr 2009.

2019 war somit ein Anstieg der Delikte bei gleichzeitigem Rücklauf der Schäden zu verzeichnen. Das lässt den Schluss zu, dass nicht die massive Schäden anrichtende strukturelle Korruption zugenommen hat, sondern die so genannte situative Korruption, die „petty corruption". Tatsächlich handelte es sich laut Lagebild bei der Art der angenommenen Vorteile zu 75 % um die kostenlose Teilnahme an Veranstaltungen. Mit einer Freikarte besticht man in der Regel nicht, mit ihr pflegt man Kontakte. Es handelt sich um einen klassischen „Einstiegsvor-

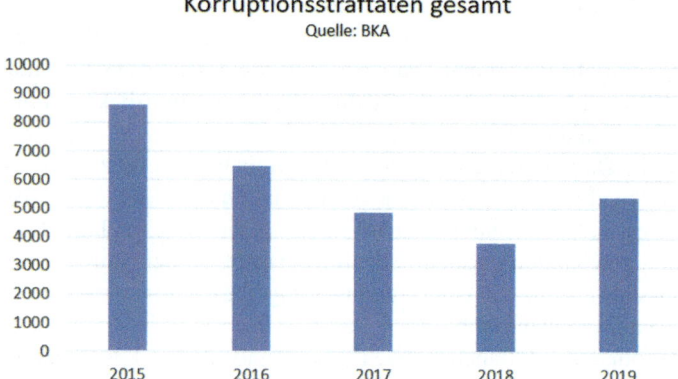

Abb. 1 Entwicklung der Korruptionsstraftaten in Deutschland. (Quelle: BKA, eigene Darstellung)

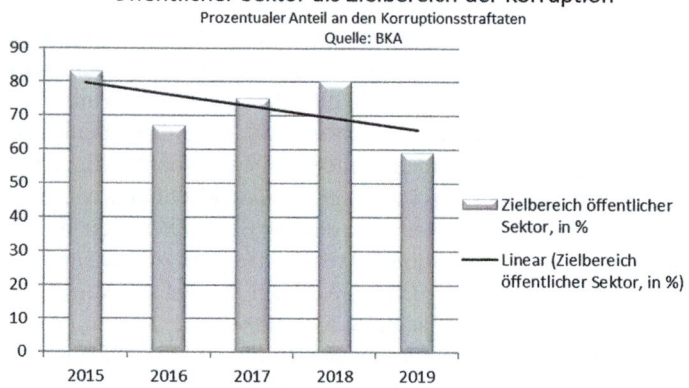

Abb. 2 Zielbereich Öffentlicher Sektor. (Quelle: BKA, eigene Darstellung)

teil" auf dem Weg in eine korruptive Netzwerkstruktur, ohne zunächst wirklich sichtbaren finanziellen Schaden.

Die BKA-Statistik führt uns einmal mehr ein Dilemma der Korruptionsvorsorge vor Augen. Mehr Sensibilität für korrupte

Praktiken und die konsequente Verfolgung auch „kleinerer Vorteile" ist zu begrüßen, findet aber nicht unbedingt Beifall, führt sie doch gleichzeitig zu erhöhten Fallzahlen und damit zu schlechten Schlagzeilen. Hinzu kommt die Erkenntnis, dass bei vielen Bediensteten offenbar noch immer eine gewisse „Sorglosigkeit" im Umgang mit kleineren Zuwendungen und Gefälligkeiten herrscht. Dies wiederum macht es den Gebern leicht, mit geringem Aufwand informelle Netzwerke aufzubauen, die als Eingangstor für spätere massiv schädliche Kartellstrukturen genutzt werden können.

Für das „Corona-Jahr" 2020 hat das BKA noch kein Korruptionslagebild veröffentlicht. Indikatoren, die eine Prognose wagen lassen, zeichnen allerdings kein positives Bild. Denn derzeit ist in vielen Bereichen eine Reduktion der Verwaltungskontrolle im Zuge der Digitalisierung, des umfänglichen Auskehrens von Subventionen und Transferleistungen sowie auch der Schwächung des Wettbewerbs angesichts vergaberechtlicher Erleichterungen zur Pandemiebewältigung zu beobachten. Eine Zunahme doloser Handlungen ist daher wahrscheinlich und zeigt sich in bestimmten Deliktsfeldern bereits. Im Bereich der betrügerischen Beantragung von Corona-Hilfen geht man beispielsweise laut Bundesministerium für Wirtschaft (2021) von mindestens 15.000 Verdachtsfällen aus. Ob der Trend der geringeren Zielbereichsfunktion der Verwaltung und sinkender Schäden durch Korruption im und nach dem Jahr 2020 anhalten wird, ist daher höchst fraglich. Wie Ernst & Young (2009) schon anlässlich der Wirtschaftskrise der Jahre 2008/09 resümierten, sind Krisen in der Regel auch Treiber für Wirtschaftskriminalität. Denn die Furcht vor Auftrags- und Jobverlusten geht zulasten der Wirtschaftsethik und Integrität, obwohl sie sich dort gerade in solchen Zeiten zeigen und bewähren sollten. Das Handelsblatt (2009) fand hierzu die treffende Überschrift „Schmieren gegen die Krise", die wohl auch heute nicht fernliegen und sich dann retrospektiv in den Lagebildern der Jahre 2020 ff. widerspiegeln dürfte.

3 Reduzierte mediale Aufmerksamkeit angesichts der Corona-Krise

„Die Regierungssprecher" überschrieb Rosenfelder (2021) in der Tageszeitung Die Welt einen gegen die eigene Journalistenzunft gerichteten Kommentar. Die Berichterstattung der Medien, so die Meinung des Kommentierenden, mache sich in der Krise überwiegend – und dabei mehr oder weniger parteinehmend – zum Sprachrohr der Regierenden, statt ihrer kritischen und kontrollierenden Funktion nachzukommen.

Auf die in dem Welt-Kommentar aufgegriffene Thematik ist hier inhaltlich nicht einzugehen. Lohnend erscheint es aber, der aufgeworfenen These von der, nennen wir es „kritikreduzierten" Berichterstattung, einmal im Hinblick auf die Korruption näher nachzugehen. Denn an der diesbezüglichen Berichterstattung der vergangenen Monate war zumindest auffällig, dass einige jedenfalls in der Nähe von Korruption und Non-Compliance angesiedelte Fälle[1] zwar mediale Aufmerksamkeit erregten, aber längst nicht jenen Nachhall fanden wie Vorkommnisse früherer Jahre. Gab man noch in den Causae zu Guttenberg (2011) oder Wulff (2012) so lange nicht Ruhe, bis höchste Staatsämter geräumt wurden – in Brandenburg mussten gleich zwei Minister aufgrund vergleichsweise harmlos anmutender Dienstwagenaffären auf ihre Posten verzichten[2] – so zeitigten die wohl mit Millionenschäden für den Bund verbundene Maut-Affäre im Bundesministerium für Verkehr und Digitale Infrastruktur sowie die Berateraffäre im Bundesministerium für Verteidigung und etwa auch der Fall des Bundestagsabgeordneten Amthor zwar kritische Aufmerksamkeit, aber wenig wahrnehmbare Konsequenzen.

Es ist wohl unmöglich nachzuweisen und soll daher auch gar nicht versucht werden, ob mediale Berichterstattung

---

[1] Bei allen hier erwähnten Fällen sei eine strafrechtliche Bewertung oder Einordnung als „Korruption" seitens des Autors ausdrücklich dahingestellt.

[2] Justizminister Markov, Die Linke (2016), und Bildungsminister Rupprecht, SPD (2011).

in qualitativer Hinsicht in kausalem Zusammenhang mit Konsequenzen oder eben Nicht-Konsequenzen aus Vorfällen steht. Möglich ist es aber, anhand quantitativer Kennzahlen Anhaltspunkte dahin gehend zu gewinnen, wie präsent das Thema Korruption in bestimmten zeitlichen Parametern im medialen und politischen Raum gewesen ist.

Vorliegend hat der Autor jeweils für die Zeiträume April 2018 – März 2019, April 2019 – März 2020 und April 2020 – März 2021 eine Recherche in der Drucksachendatenbank des Deutschen Bundestags[3] und in der Genios Pressedatenbank[4] durchgeführt hinsichtlich der Anzahl von Treffern mit dem Suchbegriff „Korruption". Die in den Abb. 3 und 4 dargestellten Ergebnisse sind bemerkenswert:

Diese Recherche erhebt selbstverständlich keinen Anspruch auf Repräsentativität, da sie sich nur auf ausgewählte Presseorgane und den Deutschen Bundestag bezieht und wir zudem nicht wissen, welche Sachverhalte sich hinter dem Stichwort „Korruption" tatsächlich jeweils verbargen. Der festgestellte Rückgang der Trefferhäufigkeit ist aber so auffallend (30,5 % bei den Bundestagsdrucksachen und 33,5 % in der Presse), dass man wohl festhalten kann, dass die COVID-19-Pandemie offenbar (denn berichtenswerte Skandale gab es genug) auch die Berichterstattung zur Korruption in der Presse, aber auch die Thematisierung im parlamentarischen Raum beeinflusst und sichtbar verdrängt hat. Während noch in früheren Jahren eine jährlich zum Teil exponentiell gesteigerte Berichterstattung und Thematisierung in der Presse und im politischen Raum feststellbar war (vgl. Sorgatz, 2015), so ist diese inzwischen abgeflacht, möglicherweise ein „Sättigungseffekt" eingetreten und die Thematisierung nunmehr sogar rückläufig.

---

[3] Dokumentations- und Informationssystem des Deutschen Bundestags. Erweiterte Suche, alle Dokumente mit dem Suchwort „Korruption" im Text. https://dipbt.bundestag.de/dip21.web/searchDocuments/drs_search_text.do.

[4] GENIOS Pressedatenbank. Gesamttextsuche mit dem Suchwort „Korruption" in den Quellen: Spiegel, Focus, FAZ, RP, SZ, Welt, TAZ. www.genios.de.

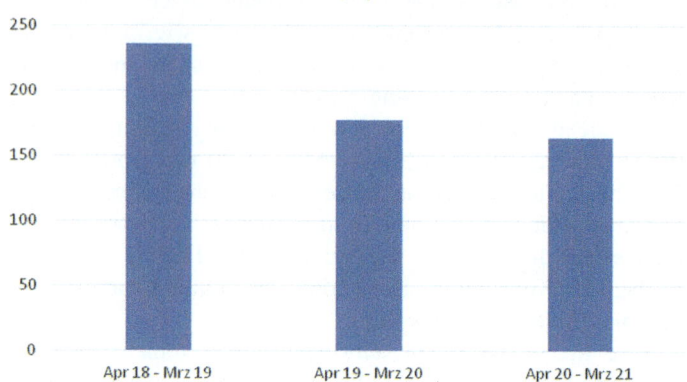

Abb. 3 Häufigkeit des Begriffs „Korruption" in Drucksachen des Deutschen Bundestags. 12-Monats-Vergleiche. (Quelle: dibt.de, eigene Darstellung)

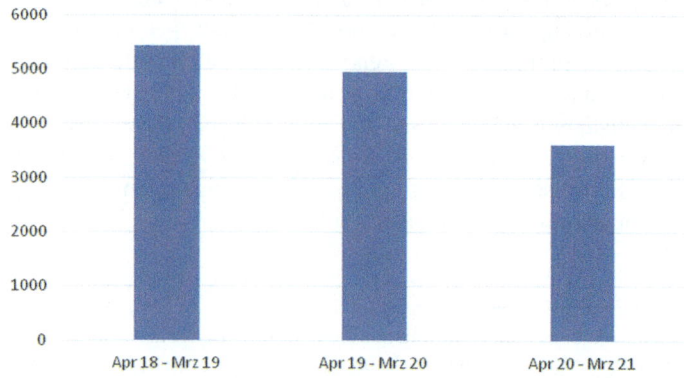

Abb. 4 Häufigkeit des Begriffs „Korruption" in ausgewählten Presseerzeugnissen, 12-Monats-Vergleiche. (Quelle: GENIOS.de, eigene Darstellung)

Kurzgefasst: Das Risiko, aufgrund einer Verfehlung, die von der öffentlichen Meinung als korruptiv oder jedenfalls unethisch betrachtet wird, in anhaltende öffentliche und politische Kritik zu geraten und dadurch Konsequenzen zu erleiden, scheint empirisch gesehen geringer als vor der Corona-Krise. Bei einem Deliktsbereich wie der Korruption, für deren Prävention der drohende Reputationsverlust ein wichtiger und abschreckender Baustein für potentielle Täterinnen und Täter ist, bedeutet dies eine ungute Entwicklung.

Neuere Daten sprechen aber dafür, dass dieser Trend zwischenzeitlich gestoppt werden konnte. Aktuell ist nämlich wieder ein Anstieg der „Awareness" zu verzeichnen, wie noch die Abb. 5 und 6 jeweils für die Zeiträume November 2020 bis März 2021 verdeutlichen.

Es dürfte die im Wesentlichen die Unionsparteien betreffende so genannte „Maskenaffäre" sein, die den plötzlichen Anstieg im März 2021 ausgelöst hat. Dies zeigt, dass mitunter schon einige wenige (hochrangige) Fälle dazu geeignet sein können,

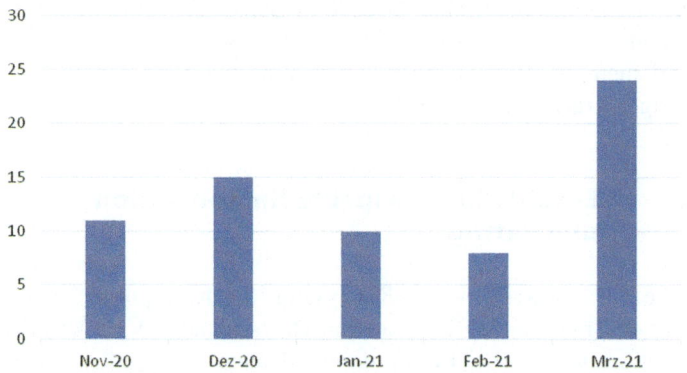

Abb. 5 Häufigkeit des Begriffs „Korruption" in Drucksachen des Deutschen Bundestags. November 2020 bis März 2021. (Quelle: dibt.de, eigene Darstellung)

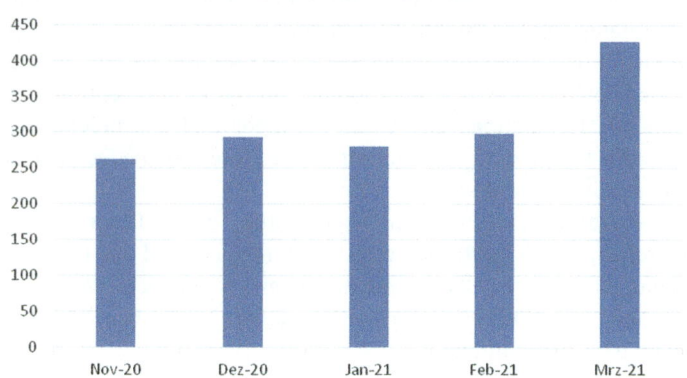

Abb. 6 Häufigkeit des Begriffs „Korruption" in ausgewählten Presseerzeugnissen, November 2020 bis März 2021. (Quelle: GENIOS.de, eigene Darstellung)

die öffentliche Aufmerksamkeit wieder zu „drehen" und außerordentlich viel Resonanz zu erzeugen. Es ist dieses somit vielleicht wieder ein Schritt zur „Normalisierung" der Berichterstattung und politischen Debatte in Bezug auf Korruption und deutet darauf hin, dass die Kontrollfunktion von Medien und Parlament in der Zeit nach der Corona-Krise wieder zu vorheriger Kraft erstarken wird.

4 Erhöhte Risikoaspekte für Korruption und Betrug

„Die Corona-Krise – ein Katalysator für Korruption?" überschrieb Transparency International Deutschland e. V. (2020) ein Positionspapier. Die Kernforderung lautete, trotz allen Handlungsdrucks die Korruptionsrisiken im Kontext der Corona-Pandemie möglichst wirksam zu bekämpfen, Fehlentwicklungen zu vermeiden und an kritischen Stellen die Integrität des Systems durch Transparenz und Kontrolle zu sichern.

Seit Beginn der Pandemie befindet sich die Exekutive in einem Zielkonflikt; einem Zielkonflikt zwischen dem Erfordernis zügiger staatlicher Krisenbewältigungsmaßnahmen im Wege von Beschaffungen, Transferleistungen und Zuwendungen auf der einen Seite und der Notwendigkeit der Anwendung zum Teil sehr bürokratisierter und prozessverlangsamend wirkender Regelungen – sei es im Vergabe-, im Zuwendungs- oder im Sozialrecht – auf der anderen Seite. Da in Krisenzeiten nicht beides in Einklang zu bringen ist, hat man, wie auch schon in vorherigen Sondersituationen, etwa der Weltwirtschaftskrise 2008/09 oder der Flüchtlingswelle 2015, Verfahren vereinfacht, indem Bund, Länder und Kommunen beispielsweise die Schwellenwerte für die Zulässigkeit vereinfachter Vergabearten und den Direktkauf (§§ 12, 14 der Unterschwellenvergabeordnung) erheblich angehoben oder auch die erforderlichen Nachweise und Plausibilisierungen für den Erhalt von Subventionen stark vereinfacht haben.

So weit, so angesichts der Sondersituation sicherlich konsentiert und vertretbar. In der Folge mehrten sich nun allerdings die Signale, dass die von Transparency International Deutschland e. V. schon in einer frühen Phase der Pandemie geforderte „Sicherung der Integrität des Systems" mit dieser Entwicklung nicht Schritt gehalten hat. Beispiele hierfür sind zahlreich. Die inzwischen über ein Jahr andauernde Bewältigung der COVID-19-Pandemie ist, angefangen mit den ersten bereits im April 2020 aufkommenden Meldungen über Betrügereien im Zusammenhang mit staatlichen Überbrückungshilfen bis hin zum in Ministerien und politische Kreise reichenden Skandal um die überteuerte Beschaffung von Ausrüstung und Schutzmasken, von einem gewissen „Grundrauschen" begleitet – und zwar dahin gehend, dass offenbar in vielen Bereichen öffentlicher Institutionen – sei es nun bei der Vergabe, dem Ausreichen von Förder- oder Transferleistungen oder auch der Beauftragung externer Berater – nach wie vor und zuletzt vielleicht sogar in verstärktem Maße nicht genau genug hingesehen, sprich der Verwaltungskontrolle kein hoher Stellenwert eingeräumt wird.

So musste etwa die Stadt Düsseldorf laut einem Bericht des Westdeutschen Rundfunks (2021) die Vergabe von Luftfiltern für ihre Grundschulen in Höhe von mehreren Millionen Euro aufgrund von Unregelmäßigkeiten anhalten. Ein Interessenkonflikt, möglicherweise auch Korruptionsstraftaten, werden vermutet. Das ist eine doppelte Niederlage – für die Pandemiebekämpfung ebenso wie für den guten Ruf der Verwaltung.

Karmann (2021) berichtete in der Neuen Osnabrücker Zeitung von Aufträgen in Höhe von insgesamt 4,731 Mrd. EUR, die allein bundesseitig ohne Ausschreibung vergeben worden seien, hiervon allein 4,626 Mrd. EUR entfallend auf das Bundesministerium für Gesundheit (BMG). Bei Summen in dieser Größenordnung erscheint ein Aufrechterhalten eines risikoadäquaten internen Kontrollsystems vollkommen illusorisch.

Wenn etwa die Berliner Landesregierung gegenüber dem Rundfunk Berlin-Brandenburg (rbb, 2021) einräumen musste, dass überhaupt nur 12 % der Verwaltungsmitarbeiterinnen und -mitarbeiter hinsichtlich ihrer technischen Ausstattung für das „home office" ertüchtigt seien, so lässt sich vermuten, dass wohl kaum ein wesentlich höherer Anteil der Internen Revisionen und Rechnungsprüfungsstellen uneingeschränkt arbeitsfähig waren und sind.

Die Auflistung bedenklicher Beispiele ließe sich fortsetzen. Dies war einerseits zu erwarten und ein Stück weit auch in Kauf zu nehmen, andererseits erscheint es aber enorm wichtig, hier nicht in eine Dauersituation hineinzugeraten. Temporäre Inkaufnahme höherer Korruptionsrisiken ja – ebenso aber auch wieder Risikoreduzierung durch Stärkung interner Kontrollsysteme in ruhigeren Zeiten.

Daneben lassen Hinweise auf mutmaßliche Entwicklungen im Dunkelfeld aufmerken. Ein Beispiel hierfür lieferte die Bundesverwaltung. Im Gegensatz zu den vorherigen Schlagzeilen präsentierte sich diese nämlich hinsichtlich ihrer Korruptionsbelastung in äußerst gutem Licht. Darüber, wie es um die Korruption und ihre Bekämpfung in der Bundesverwaltung bestellt ist, kann man sich jährlich auf rund 100 Berichtsseiten einen ausführlichen Überblick verschaffen. Im Berichtsjahr 2019 (BMI, 2020) richteten sich neue Korruptions-vorwürfe gegen nur 0,0047 % (also 4 von 100.000) der Beschäftigten der Bundesverwaltung. Angesichts solcher Zahlen müsste man quasi von Korruptions*freiheit* der Bundesverwaltung sprechen. Ist das realistisch, oder wäre doch eher das Sprichwort „Was ich nicht weiß, macht mich nicht heiß" zutreffend? An dieser Stelle tritt abermals die Ambivalenz des Themas Korruptionsprävention zutage, was zu der Frage führt, ob wir es wirklich mit flächendeckender Integrität zu tun haben oder vielmehr von einem erheblichen Dunkelfeld ausgehen sollten.

5 Digitalisierung und Entbürokratisierung vs. Verwaltungskontrolle?

Digitalisierung und Verwaltungsmodernisierung, aber auch Transparenz und Integrität, sind die Schlagwörter der Stunde. Wenn man mit Verantwortlichen in Politik und öffentlicher Verwaltung spricht, wird die Notwendigkeit von Verbesserungen stets betont. Die Internen Revisionen, Rechnungsprüferinnen und -prüfer und Anti-Korruptionsbeauftragten in öffentlichen Institutionen müssten hierbei eigentlich ganz wesentliche Akteure sein, nicht nur was die Herstellung von Transparenz angeht, sondern auch in Bezug auf Aufgabenkritik und Prozessoptimierung. Indes finden sie in der politischen Programmatik auf Bundesebene so gut wie keine Erwähnung. In einem Bericht zum Stand der Korruptionsprävention in einem Bundesministerium sah sich der Bundesrechnungshof (2019) gar genötigt, dem Ministerium und seinem Geschäftsbereich weitgehende Mängel zu attestieren.

In Sachen Modernisierung und Digitalisierung der öffentlichen Verwaltung gibt es einiges zu tun. Eine Vielzahl aktueller politischer Verlautbarungen deutet an, dass in den kommenden Jahren – nicht erst, aber insbesondere auch aufgrund der Erkenntnisse aus der Pandemiebewältigung – eine neue Phase der Verwaltungsmodernisierung und des Bürokratieabbaus eingeläutet werden wird. Das sollte nicht ohne die interne Verwaltungskontrolle geschehen. Denn sie ist nicht nur ein Garant für Transparenz und Compliance des Verwaltungshandelns, sondern kann gleichzeitig als kundiger, erfahrener Lieferant für praxistaugliche Ansätze zur Prozessoptimierung fungieren. Schaut man sich politische Publikationen der letzten Zeit näher an, so bleibt dieser Aspekt allerdings weitgehend unbeachtet.

„Neue Transparenz" lautet etwa die Überschrift eines Kapitels des bereits als Blaupause für einen Koalitionsvertrag einer unionsgeführten Bundesregierung der 20. Legislaturperiode im Bund gehandelten Buchs „Neustaat" (Heilmann & Schön, 2020). Wer in den Ausführungen allerdings auch die Empfehlung einer Stärkung der Verwaltungskontrolle zur Erzeugung dieser „Neuen Transparenz" erwartet, wird leider enttäuscht. Es wird im Wesentlichen für die nicht mehr ganz neue Idee der Einführung der Doppik in der Bundesverwaltung und im Übrigen die Implementierung einer vom Bundesfinanzministerium unabhängigen „Wirtschaftsprüfungsstelle" geworben, die „das bestehende Instrumentarium des Bundesrechnungshofs um volkswirtschaftliche Kompetenzen erweitert" (Heilmann & Schön, 2020, S. 277). Interne Verwaltungskontrolle oder Korruptionsprävention sind weder in diesem Kapitel, noch an anderer Stelle des Werks erwähnt.

Neben der Union wollen auch Bündnis 90/Die Grünen (2021) nach der im September 2021 anstehenden Bundestagswahl „konsequent gegen Korruption" vorgehen. Allerdings bleibt man im Programmentwurf sehr im Vagen und vermengt die Korruption pauschal mit den Deliktsbereichen „Steuerhinterziehung, Geldwäsche oder Manipulationen im Finanzmarkt", was in solch allgemeiner Form für die Korruptionsprävention in der öffentlichen Verwaltung zunächst wenig nutzbringend erscheint. Das Programm enthält in verschiedenstem Kontext die Begriffe „Kontrolle" immerhin 20 Mal und „Transparenz" 18 Mal. Fehlanzeige allerdings auch bei den Grünen, was die Benennung, geschweige denn Stärkung der Internen Verwaltungskontrolle und Anti-Korruptionsbereiche angeht.

Erneut sehen wir uns dem bereits oben skizzierten Zielkonflikt gegenüber. Eine weitere Bürokratisierung scheint nicht zielführend, um jede Fehlentwicklung und dolose Handlung von vornherein auszuschließen. Genauso wenig nutzen aber Digitalisierung und Verwaltungsverschlankung um jeden Preis, wenn sie auf Kosten der Compliance und damit des Ansehens von Verwaltung und Politik gehen. Ein Risikomanagement, das diese beiden und die vielen weiteren Risiken staatlichen Handelns in Einklang bringt, wäre wünschenswert. Expertise hierfür wäre vorhanden. Insoweit ist zu hoffen, dass Vorschläge eines integrierten Risikomanagements wie etwa jene von Meissner und Heike (2021) nicht ungehört verhallen.

6 Fazit und Ausblick

Abschließend sei ein Zitat angeführt, das zunächst vielleicht aus dem Zusammenhang gerissen scheint, aber eindringlicher kaum sein kann. Es entstammt einer aktuellen und viel Aufmerksamkeit erfahrenden Veröffentlichung des Berliner Oberstaatsanwalts Knispel (2021) und lautet: „Opfern von Straftaten muss man nicht mit Statistik kommen. Für sie hat sich die Wahrscheinlichkeit, Opfer einer Straftat zu werden, um 100 % erhöht" (S. 43). Knispel macht in seinem Werk auf Missstände und insbesondere den damit einhergehenden Vertrauensverlust in die Leistungsfähigkeit, aber auch in die Integrität der Berliner Justiz aufmerksam, was sich vermutlich unschwer auf viele andere Bereiche der öffentlichen Verwaltung projizieren ließe. Denn auch den Opfern von Misswirtschaft und Korruption in der öffentlichen Verwaltung – also der Gemeinschaft der Steuerzahlerinnen und Steuerzahler, uns allen – muss man „nicht mit Statistik kommen". Die Jahresberichte der Rechnungshöfe von Bund und Ländern, des Bundes der Steuerzahler und von Transparency International e. V. sind voller Hinweise auf Missstände, Fehlleistungen und Verschwendung im öffentlichen Sektor.

Sobald die Corona-Krise bewältigt ist, sollten Compliance und Integrität in öffentlichen Institutionen wieder stärker thematisiert und eingefordert werden. Erfreulicherweise war der Passauer Neuen Presse (2021) zu entnehmen, dass die Bayerische Staatsregierung zeitnah eine Novelle der

Korruptionspräventionsrichtlinie für die Behörden des Freistaats auf den Weg bringen will. Dies ist als wichtiger und hoffentlich für Bund und andere Länder beispielhafter Schritt in die richtige Richtung zu werten, um die, wie dargestellt, aufgrund der Krise in eine Schieflage geratene Korruptionsprävention wieder auf ein höheres Niveau zu heben und ihr insoweit mehr Beachtung zu schenken.

Literatur

Bündnis90/Die Grünen. (2021). Deutschland. Alles ist drin. Programmentwurf zur Bundestagswahl 2021. Stand: 19. März 2021. https://www.gruene.de/artikel/wahlprogramm-zur-bundestagswahl-2021. Zugegriffen: 24. Apr. 2021.

Bundeskriminalamt. (2020). Bundeslagebild Korruption 2019. https://www.bka.de/DE/AktuelleInformationen/StatistikenLagebilder/Lagebilder/Korruption/korruption_node.html. Zugegriffen: 24. Apr. 2021.

Bundesministerium des Innern, für Bau und Heimat. (2020). Korruptionsprävention in der Bundesverwaltung – Jahresbericht 2019. https://www.bmi.bund.de/SharedDocs/downloads/DE/publikationen/themen/moderne-verwaltung/korruptionspraevention/korruptionspraevention-jahresbericht-2018.pdf?__blob=publicationFile&v=2. Zugegriffen: 24. Apr. 2021.

Bundesministerium für Wirtschaft. (2021). Antwort vom 12. April 2021 auf die Kleine Anfrage der Abgeordneten Reinhard Houben, Michael Theurer, Dr. Marcel Klinge, weiterer Abgeordneter und der Fraktion der FDP. Betrügerische Beantragung von Corona-Hilfen. Bundestagsdrucksache 19/27644.

Bundesrechnungshof. (2019). Bericht an das Bundesministerium für Verkehr und digitale Infrastruktur zur Korruptionsprävention vom 12. September 2019. https://www.bundesrechnungshof.de/de/veroeffentlichungen/produkte/beratungsberichte/2019/2019-bericht-stand-der-korruptionspraevention-im-geschaeftsbereich-des-bundesministeriums-fuer-verkehr-und-digitale-infrastruktur. Zugegriffen: 24. Apr. 2021.

Ernst & Young. (2009). Studie zur Wirtschaftskriminalität in Europa. https://www.fr.de/wirtschaft/schmiergeld-gegen-krise-11488504.html. Zugegriffen: 24. Apr. 2021.

Handelsblatt. (2009). Schmieren gegen die Krise. *Handelsblatt*, 19. Mai 2009. https://www.handelsblatt.com/unternehmen/industrie/korruption-schmieren-gegen-die-krise/3179688.html?ticket=ST-8019193-KHk27PUY1syrZt2PZeoa-ap4. Zugegriffen: 24. Apr. 2021.

Heilmann, T., & Schön, N. (2020). *NEUSTAAT. Politik und Staat müssen sich ändern. 64 Abgeordnete & Experten fangen bei sich selbst an – Mit 103 Vorschlägen.* Finanzbuch Verlag.

Karmann, D. (9. April 2021). Linke: Auftragsvergabe aufklären: Böser Verdacht in Maskenaffäre: Sind noch nicht alle Fälle bekannt? *Neue Osnabrücker Zeitung*, S. 1.

Knispel, R. (2021). *Rechtsstaat am Ende – Ein Oberstaatsanwalt schlägt Alarm.* Ullstein.

Meissner, J., & Heike, M. (2021). Risikomanagement? Ja, aber bitte integriert. *innovative verwaltung, 17*(1–2), 10–13.

Passauer Neue Presse. (2021). Bayern will Vorschriften gegen Korruption in Behörden verschärfen. *Passauer Neue Presse*, 10. April 2021. https://www.pnp.de/nachrichten/bayern/Bayern-will-Vorschriften-gegen-Korruption-in-Behoerden-verschaerfen-3959969.html. Zugriffen: 11. Apr. 2021.

rbb24. (2021). Berliner Verwaltung nur zu zwölf Prozent home office-fähig. *rbb24*, 11. Januar 2021. https://www.rbb24.de/politik/thema/2020/coronavirus/beitraege_neu/2021/01/berlin-verwaltung-5000-notebooks-keine-homeoffice-pflicht.html. Zugegriffen: 24. Apr. 2021.

Rosenfelder, A. (2021). Die Regierungssprecher. *Die Welt*, 5. Januar 2021. https://www.welt.de/kultur/plus223694090/Corona-und-die-Medien-Die-Regierungssprecher.html. Zugegriffen: 24. Apr. 2021.

Sorgatz, I. (2015). Rückläufige Korruption in der öffentlichen Verwaltung – Anlass zum Rückbau der Personalressourcen im Kontroll- und Präventionsbereich? *Der Öffentliche Dienst, 5*, 119–126.

Tagesschau. (2020). Rüge vom Europarat. Deutschland soll mehr gegen Korruption tun. *Tagesschau*, 15. Dezember 2020. https://www.tagesschau.de/ausland/europarat-fordert-von-deutschland-korruptionsbekaempfung-101.html. Zugegriffen: 24. Apr. 2021.

Transparency International Deutschland. (2020). Die Corona-Krise – ein Katalysator für Korruption? Positionspapier von Transparency Deutschland. https://www.transparency.de/fileadmin/Redaktion/Publikationen/2020/Positionspapier_Korruptionspraevention_Corona_Juni_2020.pdf. Zugegriffen: 24. Apr. 2021.

Westdeutscher Rundfunk. (2021). Unregelmäßigkeiten bei Luftfilter-Deal? Einbau in Düsseldorfer Grundschulen gestoppt. *Westdeutscher Rundfunk*, 12. März 2021. https://www1.wdr.de/nachrichten/rheinland/einbau-von-luftfilteranlagen-duesseldorf-grundschulen-gestoppt-100.html. Zugegriffen: 24. Apr. 2021.

Privilegien begünstigen Korruption auch in der Pandemie

Hans Herbert von Arnim

1 Anlassfälle

1.1 Die Masken-Affäre

Es braucht immer einen Skandal, damit Verschärfungen der Anti-Korruptionsbestimmungen des Abgeordnetenrechts beschlossen werden. Im Februar 2021, kurz vor den Landtagswahlen in Baden-Württemberg und Rheinland-Pfalz, die das Superwahljahr 2021 eröffneten, wurde bekannt, dass Unionsabgeordnete sich an der Corona-Pandemie bereichert hatten. In einer durch die Pandemie geschaffenen Ausnahmesituation hatten Volksvertreter – unter Ausnutzung des riesigen Bedarfs an Schutzmasken und sonstiger Anti-Corona-Ausrüstung und der Ungeeignetheit der üblichen Kontrollen bei öffentlicher Auftragsvergabe – gewaltige Provisionen eingestrichen. So hatte z. B. der CSU-Bundestagsabgeordnete Georg Nüßlein über seine Beraterfirma mehr als eine halbe Million Euro Provision für die Beschaffung von Corona-Schutzausrüstung erhalten. Der Mannheimer CDU-

H. H. von Arnim (✉)
Deutsche Universität für Verwaltungswissenschaften Speyer, Speyer, Deutschland
E-Mail: vonarnim@uni-speyer.de

© Der/die Autor(en), exklusiv lizenziert durch Springer Fachmedien Wiesbaden GmbH, ein Teil von Springer Nature 2022
S. Wolf und P. Graeff (Hrsg.), *Corona und Korruption*,
https://doi.org/10.1007/978-3-658-35664-4_4

Bundestagsabgeordnete Nikolas Löbel hatte für die Vermittlung eines Geschäfts eine Viertelmillion Euro von einem Masken-Lieferanten angenommen. Der Rechtsanwalt, CSU-Landtagsabgeordnete und frühere bayerische Justizminister Alfred Sauter hatte von derartigen Geschäften gar siebenstellig profitiert.

Das war, für sich genommen, vielleicht nicht alles illegal, machte aber die Lückenhaftigkeit der Nebenerwerbs-Regelungen umso deutlicher. Jedenfalls stießen diese Machenschaften in der Öffentlichkeit auf völliges Unverständnis. Dass Volksvertreter die Krise für profitable Geschäfte nutzten, während die Menschen im ganzen Land darunter litten, ließ bei Bürgerinnen und Bürgern die Zornesader schwellen. Ertappte Abgeordnete traten, zumeist gedrängt von ihrer Partei, aus Parlament und Partei aus.

1.2 Die Aserbaidschan-Connection und weitere Fälle

Ferner sickerte durch, dass manche Politikerinnen und Politiker, wie z. B. der CDU-Bundestagsabgeordnete Axel Fischer, der zugleich in der Parlamentarischen Versammlung des Europarats saß, vom autoritären Regime im ölreichen Aserbaidschan geschmiert worden waren, um für dieses Regime gut Wetter zu machen und von den dortigen Menschenrechtsverletzungen abzulenken. Man sprach geradezu von der „Aserbaidschan-Connection".

Schon 2020 war der 27-jährige CDU-Bundestagsabgeordnete Philipp Amthor negativ aufgefallen, als er von einem von ihm protegierten Unternehmen wertvolle Aktienoptionen und einen Direktorenposten erhalten hatte. Beides musste er nach öffentlicher Kritik zurückgeben, tauchte aber dennoch auf Platz 1 der CDU-Landesliste von Mecklenburg-Vorpommern für die Bundestagswahl 2021 wieder auf.

Einen schalen Nachgeschmack hinterließ auch die Nachricht, dass der bekannte Rechtsanwalt und langjährige frühere CSU-Bundestagsabgeordnete Peter Gauweiler in den Jahren 2008 bis

2015 im Sold des Milliardärs August von Finck gestanden hatte. Gauweiler hatte vierteljährlich 350.000 EUR Honorar bezogen, zusammen 11 Mio., und Zahlungen an prominente Gutachter, die er für seine Klagen gegen die Rettungsschirme für Griechenland und gegen den Euro herangezogen hatte, noch zusätzlich abgerechnet (Deininger et al., 2021).

2 Verschiedene Leitbilder

Es fällt auf, dass die Affären durchweg Abgeordnete von CDU und CSU betrafen, und man fragt sich unwillkürlich, woran dies wohl liegt. Eine Erklärung, die auf zwei unterschiedliche Leitbilder abhebt, sei hier zunächst gegeben, bevor wir auf die Privilegien eingehen, die der Korruption von Abgeordneten Vorschub leisten.

2.1 Zwei Typen im Wahlrecht

Die Unterschiede haben historische Wurzeln und spiegeln sich schon immer auch in der Diskussion um das geeignete Wahlrecht wider. Als vor mehr als 70 Jahren im Parlamentarischen Rat um das Wahlsystem für den Bundestag gerungen wurde, votierte die Union für die Mehrheitswahl in Wahlkreisen, wodurch die Persönlichkeit des Abgeordneten und seine Wahl direkt durch die Bürgerinnen und Bürger im Vordergrund steht. Das erhöht die Chancen beruflich erfolgreicher Kandidaten. Dagegen trat die SPD für die Verhältniswahl mit Parteilisten ein, bei der die Partei dem Abgeordneten das Mandat verschafft, indem sie ihn auf einen vorderen Listenplatz setzt. So war auch in der Weimarer Republik der Reichstag gewählt worden.

Da man sich im Parlamentarischen Rat nicht einigen konnte, lässt das Grundgesetz beide Wahlsysteme zu und überließ die Entscheidung dem einfachen Gesetzgeber. Dieser beschloss schließlich als Kompromiss eine Kombination von Mehrheits- und Verhältniswahl, die bis heute besteht.

2.2 Zwei Typen auch im Abgeordnetenrecht

Entsprechend ihrer Vorliebe für die Mehrheitswahl hat die Union schon immer den Typ von Volksvertreter präferiert, der im privaten Beruf verwurzelt ist und der Wirtschaft nahesteht – mit Einkommen, oft aus selbstständiger oder freiberuflicher Tätigkeit. Und diesem Bild entsprechen ja auch die von der Affäre Betroffenen. Dagegen neigt die SPD eher dem in der Partei groß Gewordenen und darin besonders Verankerten zu („von der Wiege bis zur Bahre"), der auf seine Diäten angewiesen ist und sich auf sein Mandat und die Parteiarbeit konzentriert.

Im Laufe der Zeit wurden Fälle von Missbrauch bei Parlamentsmitgliedern mit privatem Beruf bekannt (von Arnim, 1990). So sah sich 2005 die damalige rot-grüne Bundestagsmehrheit veranlasst, für Nebeneinkommen von Abgeordneten verschärfte Verbots- und Transparenzvorschriften vorzuschreiben (von Arnim, 2006, S. 249–254), die, wie wir heute wissen, allerdings nicht ausreichen. Dagegen erhoben vor allem Unionsabgeordnete Verfassungsklage, so auch der CDU-Bundestagsfraktionsvorsitzende Friedrich Merz, der offen einräumte, für seine Rechtsanwaltstätigkeit mehr Zeit zu verwenden als für sein Mandat (Bundesverfassungsgericht, 2007, Rn. 126). Der Streit um die Regeln von 2005 brachte die unterschiedlichen Leitbilder vom Abgeordneten wieder deutlich zum Ausdruck – und noch deutlicher das Urteil des Bundesverfassungsgerichts vom 4. Juli 2007, das mit 4:4 Stimmen erging (Bundesverfassungsgericht, 2007): Die vier Richter, die die Regelungen von 2005 für verfassungsgemäß erklärten (wodurch diese in Kraft blieben), hoben den von den Diäten lebenden Abgeordneten hervor. Die anderen Vier, die die Regelungen für verfassungswidrig hielten, betonten dagegen den Typ des Abgeordneten mit privatem Beruf und beriefen sich dabei vor allem auf seine durch das freie Mandat gewährleistete Unabhängigkeit (von Arnim, 2007). Beide gemeinsam erklärten aber die Vorschrift, dass das Mandat die Haupttätigkeit der Abgeordneten sei, zum sanktionslosen Programmsatz (Bundesverfassungsgericht, 2007, Rn. 234, 236, 266).

3 Ein Privileg

3.1 Entstehung des Doppelstatus

Der Bundestag versucht beiden Bildern gerecht zu werden: Einerseits bleibt der bürgerliche Beruf neben dem Mandat erlaubt. Andererseits wurden im Laufe der Jahre großzügige Diäten für alle Abgeordneten beschlossen. Damit ist ein finanzieller Doppelstatus entstanden, der zwei volle Einkommen ermöglicht. Das war nicht immer so. Ursprünglich ging das Grundgesetz davon aus, Abgeordnete lebten von ihrem privaten Einkommen. Die Diäten sollten lediglich die Mehraufwendungen ersetzen, die das als Ehrenamt gedachte Mandat verursachte. So hatte es in der Standardkommentierung zur Weimarer Reichsverfassung von Gerhard Anschütz (1933, Nr. 2 zu Art. 40) gestanden, und diese Vorstellung, von der auch das Grundgesetz 1949 ausging (von Arnim & Drysch, 2019, Rn. 47), war auch noch in den Fünfzigerjahren ganz herrschend. Schließlich bedeutet „Diäten" ursprünglich „Tagegeld", abgeleitet vom lateinischen „dies", der Tag.

Doch die Entwicklung ist längst darüber hinweggegangen. Das Mandat wurde immer mehr zum Beruf und die Diäten zum Einkommen. Das Bundesverfassungsgericht hat das im Diätenurteil von 1975 grundsätzlich abgesegnet (Bundesverfassungsgericht, 1975). Im Jahr 2021 verfügen Bundestagsabgeordnete über ein Gehalt von 10.083 EUR, großzügige beitragsfreie Übergangsgelder und Altersversorgungen, eine steuerfreie Kostenpauschale von 4561 EUR und können Mitarbeiter und Mitarbeiterinnen für monatlich rund 23.000 EUR einstellen.

3.2 Das Dilemma wird zum Privileg

Dass daneben auch Abgeordnete mit privatem Beruf und doppeltem Einkommen möglich bleiben, ist nun aber zum Privileg geworden und offenbart ein grundlegendes Dilemma. Denn weder auf das Staatseinkommen kann und will man verzichten, noch auf den im Wahlkreis direkt gewählten Abgeordneten mit privatem Einkommen, bringt dieser doch Berufserfahrung ins Parlament und verhindert allzu große Abhängigkeit von der Partei. Außerdem wird es so auch Beziehern und Bezieherinnen hoher Einkommen erleichtert, ein Mandat zu übernehmen.

Das Privileg lässt sich aber nur halten, wenn wenigstens die Korruptionsgefahr, die privaten Einkommen von Abgeordneten innewohnen kann, wie die während der Pandemie bekannt gewordenen Fälle zeigen, strikt gebannt wird. Hier zeigt sich aber auch das Positive von Skandalen. Ohne sie kommt der nötige Druck nicht zustande, um Verschärfungen der Antikorruptionsbestimmungen des Abgeordnetenrechts zu bewirken, über die die Volksvertreterinnen und Volksvertreter nun einmal selbst bestimmen.

3.3 Korruption wirksam verhindern

Die Notwendigkeit, die Lücken jetzt zu schließen, haben auch der ehemalige Vorsitzende der Unionsfraktion, Ralph Brinkhaus, der Vorsitzende der CSU-Gruppe im Bundestag, Alexander Dobrindt, und der bayerische Ministerpräsident Markus Söder erkannt. Damit räumt jetzt auch die Union ein, dass der private Beruf zum Einfallstor für Missbrauch werden kann. Doppeleinkommen lassen sich eben allenfalls rechtfertigen, wenn alle Arten von Interessenkollisionen wirksam ausgeschlossen werden. SPD, Grüne und Linke hatten schon immer dahin gedrängt. So hat die Union z. B. angekündigt: ein Verbot von Spenden an Abgeordnete (vgl. von Arnim & Drysch, 2019, Rn. 363–366), ein Verbot bezahlter Lobbyistentätigkeit von Abgeordneten (vgl. von Arnim & Drysch, 2019, Rn. 362) und die erweiterte Publikation von Einkommen aus privaten Berufen (vgl. von Arnim & Drysch, 2019, Rn. 352). Darüber hinaus sollte auch eine Verschärfung des strafrechtlichen Tatbestandes der Abgeordnetenkorruption in die Diskussion einbezogen werden. Bisher steht nur Bestechlichkeit unter Strafe, die kaum je nachweisbar sein dürfte, und nicht, wie es bei Beamten der Fall ist, die leichter feststellbare Vorteilsannahme.

Dass wenigstens die angekündigten Verschärfungen rasch umgesetzt werden, liegt auch im eigenen Interesse der Union: nicht nur um dem Eindruck der Käuflichkeit ihrer Vertreter entgegenzuwirken, sondern auch um zu verhindern, dass das Privileg doppelter Einkommen, von dem vor allem ihre Abgeordneten profitieren, zum öffentlichen Thema wird.

4 Ein zweites Privileg, das ebenfalls zu Korruption verführt

Die Reformvorschläge der Union sind leider nur auf einen der beiden Zweige des Doppeleinkommens gerichtet. Was ebenfalls ins Auge gefasst werden sollte, ist ein weiteres Privileg, das die Diäten betrifft. Darüber entscheiden die Abgeordneten nämlich selbst – als einzige Berufsgruppe überhaupt –, und dabei erliegen sie leicht der Versuchung, die Entscheidungen *in eigener Sache* (vgl. Bundesverfassungsgericht, 1975, S. 327) nun mal mit sich bringen. Große Teile der Diäten sind sogar verfassungswidrig: Die Kostenpauschale bekommen Abgeordnete auch, wenn sie z. B. in Berlin wohnen, weder eine Zweitwohnung noch ein Wahlkreisbüro unterhalten, deshalb sehr niedrige Aufwendungen haben und damit große Teile der Pauschale zum steuerfreien Zusatzeinkommen werden (von Arnim & Drysch, 2019, Rn. 310–312). Die Höhe der Kostenpauschale und der Mittel für Mitarbeitende werden unter Nichtbeachtung des Gesetzesvorbehalts und so an der öffentlichen Kontrolle vorbei festgesetzt, obwohl diese bei Entscheidungen in eigener Sache unerlässlich ist. Auch das widerspricht der Rechtsprechung (Bundesverfassungsgericht, 1975, S. 317 f., 327).[1]

---

[1] Dazu von Arnim und Drysch (2019, Rn. 169, 176, 321 f.) mit weiteren Nachweisen.

Dasselbe gilt für die Einkommenszulagen, die Ausschussvorsitzende, Vize-Fraktionsvorsitzende und Obleute der Fraktion vielfach erhalten, obwohl die Diäten die ganze Arbeitskraft der Abgeordneten entgelten (Bundesverfassungsgericht, 2000, S. 242 ff.; 2007, S. 329).[2]

Derartige Grenzüberschreitungen sind Korruption, lässt diese sich doch als „Missbrauch anvertrauter Macht zur Erringung privater Vorteile" definieren (von Arnim et al., 2007, S. 16, 20). Dass all das nicht schon längst vom Bundesverfassungsgericht korrigiert wurde, liegt daran, dass die Begünstigten sich hüten, das Gericht anzurufen – und die Bürgerinnen und Bürger kein diesbezügliches Klagerecht haben.

5 XXL-Bundestag

Auch die Dynamisierung von Gehalt und Versorgungen ist verfassungswidrig (von Arnim & Drysch, 2019, Rn. 320). Zwar wurde die automatische Erhöhung 2020 ausgesetzt und 2021 sinkt die Entschädigung gar leicht, da die Löhne wegen Corona zurückgehen. Das ist aber nur ein Klacks verglichen mit der Verschwendung öffentlicher Mittel, die 111 überflüssige Volksvertreterinnen und -vertreter durch Überhang- und Ausgleichsmandate seit 2017 verursachen. Auch bei der Wahl im Herbst 2021 wird es zu keiner Verkleinerung des Bundestags kommen (von Arnim, 2021, S. 295).

Das Versagen bei der Reform des Wahlrechts macht die mangelnde Bereitschaft des Bundestags, in eigener Sache die nötigen Änderungen vorzunehmen, besonders deutlich. Auch hier berufen sich die Fraktionen zur scheinbaren Rechtfertigung auf ihre Leitbilder: Die Union wollte die Zahl ihrer Wahlkreis-Abgeordneten möglichst nicht verkleinern, was aber erforderlich wäre, um Überhangmandate zu verhindern. Die SPD pochte auf die Maßgeblichkeit von Zweitstimme und Verhältniswahl und wollte deshalb nur ungern auf Ausgleichsmandate verzichten.

---

[2] Siehe auch von Arnim (2011, S. 63 f., 74 f.) mit weiteren Nachweisen.

6 Umfassende Reform tut not

Es wäre gut, wenn die Bundestagsfraktionen auch die Verfassungswidrigkeiten der Diäten beseitigten, die in der jetzigen Diskussion viel zu wenig beachtet werden, und endlich eine durchgreifende Reform des Wahlrechts in Angriff nähmen. Schließlich sollte ein Parlament, das von den Bürgerinnen und Bürgern Rechtstreue verlangt, sich nicht über seine eigene Bindung ans Grundgesetz hinwegsetzen. Und dass ausgerechnet das Wahlrecht, also *die* Einflussmöglichkeit der Bürgerinnen und Bürger in der repräsentativen Demokratie, derart perverse Konsequenzen zeitigt, ist unerträglich.

Da allerdings Abgeordnete *aller* Fraktionen von den verfassungswidrigen Diäten profitieren, wird dieses Thema im politischen Wettbewerb in der Regel nicht aufgegriffen. Insofern erscheint es geradezu als Glück, dass jedenfalls die Masken- und die anderen Affären allein die Union betreffen, die befürchten muss, im Wahljahr Stimmen zu verlieren. Das schürt zumindest in diesem Punkt ihren Reformeifer. Und in Sachen Wahlrecht steht zum Zeitpunkt der Fertigstellung dieses Beitrags noch ein Spruch des Bundesverfassungsgerichts aus. Hier haben drei Oppositionsparteien im Bundestag geklagt.

Literatur

Anschütz, G. (1933). *Die Verfassung des Deutschen Reichs* (14. Aufl.). Stilke.
Arnim, H. H. von. (1990). Abgeordnetenkorruption. *Juristenzeitung, 45*(21), 1014–1017.
Arnim, H. H. von. (2006). Der gekaufte Abgeordnete – Nebeneinkünfte und Korruptionsproblematik. *Neue Zeitschrift für Verwaltungsrecht, 25*(3), 249–254.
Arnim, H. H. von. (2007). Nebeneinkünfte von Bundestagsabgeordneten – Die Rechtslage nach dem Urteil des Bundesverfassungsgerichts vom 4. Juli 2007. *Die Öffentliche Verwaltung, 60*(21), 897–907.
Arnim, H. H. von. (2011). *Der Verfassungsbruch. Verbotene Extra-Diäten – Gefräßige Fraktionen*. Duncker & Humblot.
Arnim, H. H. von. (2021). XXL-Parlamente: Gut für Abgeordnete und Parteien – Schlecht für die Demokratie? In H. K. Heußner, A. Pautsch, & F. Wittreck (Hrsg.), *Direkte Demokratie. Festschrift für Otmar Jung* (S. 289–301). Boorberg.

Arnim, H. H. von., & Drysch, T. (2019). Art. 48 GG. In Kahl, W., Waldhoff, C., Walter, C., & Dolzer, R. (Hrsg.), *Bonner Kommentar zum Grundgesetz*. Loseblattsammlung. Aktualisierung Juli 2019. C. F. Müller.

Arnim, H. H. von., Heiny, R., & Ittner, S. (2007). Korruption. Begriff, Bekämpfung- und Forschungslücken. *FÖV Discussion Papers* Nr. 33. 3. Aufl. Deutsches Forschungsinstitut für öffentliche Verwaltung.

Bundesverfassungsgericht. (1975). Urteil des Zweiten Senats vom 5. November 1975. *BVerfGE* 40, 296.

Bundesverfassungsgericht. (2000). Urteil des Zweiten Senats vom 21. Juli 2000. *BVerfGE* 102, 224.

Bundesverfassungsgericht. (2007). Urteil des Zweiten Senats vom 4. Juli 2007. *BVerfGE* 118, 277.

Deininger, R., Glas, A., & Ott, K. (26. März 2021). Mehr als 11 Millionen Euro für Gauweiler. *Süddeutsche Zeitung*, S. 1.

Betrug, Korruption und Misswirtschaft in der deutschen Pandemiebekämpfung

Sebastian Wolf

1 Einleitung

„Nichts anderes als eine scheunentorgroße Einladung zum Betrug" – So hat der Vorsitzende des Bunds Deutscher Kriminalbeamter Sebastian Fiedler die anfängliche Ausgestaltung der Abrechnungsmodalitäten für private Corona-Testzentren genannt (Grill et al., 2021b). Tatsächlich ist es bereits zu zahlreichen Betrugs-Verdachtsfällen und entsprechenden Ermittlungen gegen die Betreiberinnen und Betreiber bestimmter Teststellen gekommen (DPA 2021). Das Bundesgesundheitsministerium stand aufgrund fragwürdiger Regelungen in der einschlägigen Testverordnung und einer Kostenexplosion bei den sogenannten Bürgertests (Gratis-Coronatests) in der Kritik. Ein anderes Fehlverhalten im Zusammenhang mit COVID-19-Tests wird einem Landtagsabgeordneten vorgeworfen, der sich beim bayerischen Ministerpräsidenten für die Zulassung eines neu entwickelten Testverfahrens eingesetzt hat und im Anschluss ein sechsstelliges Honorar von der Firma erhielt, die das Produkt herstellt (Ott, 2021a).

S. Wolf (✉)
MSB Medical School Berlin, Berlin, Deutschland
E-Mail: Sebastian.Wolf@medicalschool-berlin.de

© Der/die Autor(en), exklusiv lizenziert durch Springer
Fachmedien Wiesbaden GmbH, ein Teil von Springer Nature
2022
S. Wolf und P. Graeff (Hrsg.), *Corona und Korruption*,
https://doi.org/10.1007/978-3-658-35664-4_5

Betrug, Korruption und politisch-administrative Misswirtschaft sind auch und gerade in der Corona-Pandemie nicht immer leicht auseinander zu halten (vgl. Cortese, 2020). In vielen Fällen ist die juristische Aufarbeitung noch nicht abgeschlossen (Ott, 2021b; Schiffers, 2021, S. 1), aber auch politische Bewertungen und sozialwissenschaftliche Untersuchungen stehen teilweise erst am Anfang. Die Eindämmung der Ausbreitung des neuartigen Coronavirus SARS-CoV-2 hatte seit dem Frühjahr 2020 in Deutschland monatelang oberste Priorität. Prävention und Bekämpfung von Betrug und Korruption erschienen vielen Akteuren erst einmal nachrangig (vgl. Steingrüber et al., 2020, S. 1). Diese Phase geht wohl spätestens in der zweiten Hälfte des Jahres 2021 zu Ende. Mittlerweile laufen vielfach polizeiliche und staatsanwaltschaftliche Ermittlungen, erste Gerichtsurteile liegen vor, Rechungshofberichte, Umfragen und zahlreiche Medienbeiträge sind erschienen. Vor dem Hintergrund des wachsenden Materials gewinnen auch gesellschaftswissenschaftliche Analysen aus den Bereichen Kriminologie und Korruptionsforschung zunehmend an Bedeutung.

Unerlaubte und illegitime Handlungen zur persönlichen Bereicherung in der Pandemie lassen sich beispielsweise nach den jeweiligen Formen und Akteurskonstellationen zumindest grob unterscheiden (vgl. Wolf, in diesem Band). Im Folgenden wird allerdings eine andere Herangehensweise gewählt: Die Darstellung devianter Verhaltensweisen im Zusammenhang mit COVID-19 erfolgt entlang der zentralen Politikfelder bzw. Themengebiete Beschaffung von Atemschutzmasken (Abschn. 2.1), COVID-19-Schutzimpfungen (Abschn. 2.2), Corona-Tests (Abschn. 2.3) und Wirtschaftshilfen (Abschn. 2.4). Diese Strukturierung macht deutlich, dass sich die bislang bekannt gewordenen Fälle von Betrug, Korruption und öffentlichem Missmanagement fast ausnahmslos auf einige Bereiche konzentrieren, in denen vom politisch-administrativen System zum Teil in sehr kurzer Zeit weitreichende Entscheidungen unter hoher Unsicherheit getroffen werden mussten.

Die explorative Zusammenschau in Abschn. 2 erhebt mitten in einem sehr dynamischen und komplexen Geschehen keinerlei Anspruch auf Vollständigkeit; sie möchte eine erste Bestandsaufnahme und Grundlage für spätere ausführlichere Dokumentationen und theoriegeleitete Untersuchungen sein. Angesichts der teilweise immer noch recht begrenzten Datenlage erfolgt auch keine sozialwissenschaftliche Typologisierung oder (straf-)rechtliche Bewertung der aufgeführten Fälle. Einige korruptionsrelevante Auswirkungen der Pandemie auf Demokratie und Zivilgesellschaft in der Bundesrepublik werden in Abschn. 3 erörtert. Im Zentrum der Schlussbetrachtung (Abschn. 4) steht die Anwendung eines theoretischen Ansatzes aus der politischen Ökonomie (Rose-Ackerman, 2021) auf die zuvor skizzierten Fälle.

2 Ein Überblick über Betrug, Korruption und Misswirtschaft in der Pandemie

2.1 Beschaffung von Atemschutzmasken

Mindestens vier (ehemalige) Bundestags- und Landtagsabgeordnete von CDU/CSU haben in der Anfangsphase der Pandemie hohe Provisionszahlungen für die Vermittlung von FFP2-Schutzmasken oder medizinischen Masken an Großkunden erhalten (zur auffälligen Rolle von Unionspolitikern in diesem Zusammenhang vgl. von Arnim, in diesem Band). Die Aufdeckung der Fälle führte jeweils zur (vorläufigen) Beendigung ihrer politischen Karrieren. Nikolas Löbel „hatte Ende April 2020 in einer Mail anderen Unternehmen aus dem Gesundheitssektor Schutzmasken einer baden-württembergischen Firma angeboten […] Löbel kassierte eine Provision von einer Viertelmillion Euro" (Braun, 2021). Gegen Löbel wurde kein strafrechtliches Ermittlungsverfahren eingeleitet. Im Unterschied dazu ermittelte die Generalstaatsanwaltschaft Thüringen gegen Mark Hauptmann. Er „soll über seine zu Beginn der Pandemie gegründete Beraterfirma […] Corona-Schutzmasken im Wert von neun Millionen Euro an verschiedene Käufer vermittelt haben. Dafür sollen ihm die Masken-Lieferanten eine Provision von 950.000 EUR gezahlt haben. Auch der Verdacht der Geldwäsche steht im Raum" (Kampf et al., 2021). Die mit Corona-Schutzausrüstung handelnde Firma spendete außerdem 7000 EUR an den damals von Hauptmann geleiteten CDU-Kreisverband Suhl. Hauptmann „unterschieb eine von der Unionsfraktion im Bundestag geforderte Erklärung, in der er versicherte, keinen Profit mit Geschäften im Zusammenhang mit der Corona-Pandemie gemacht zu haben" (Kampf et al., 2021).

Georg Nüßlein und Alfred Sauter halfen einer hessischen Textilfirma, Atemschutzmasken an das Bundesgesundheitsministerium, das Bundesinnenministerium, die Bundespolizei, das bayerische Gesundheitsministerium und das Wirtschaftsministerium in Mecklenburg-Vorpommern zu verkaufen (Ott, 2021c). „Insgesamt sind bei den Lomotex-Maskendeals im Wert von gut 60 Mio. EUR rund 20 Mio. EUR für Provisionen und Ähnliches abgezweigt worden" (Grill & Ott, 2021a). Die beiden CSU-Politiker sollten für ihre Dienste jeweils 1,2 Mio. EUR erhalten. Sauters Provision wurde über „eine Firma mit Sitz in der Karibik und Konten in Liechtenstein" (Ott, 2021c) an eine Firma seiner Töchter überwiesen. Als die ersten Maskengeschäfte von Unions-Abgeordneten aufgedeckt wurden, spendete diese Firma einen beträchtlichen Anteil des Geldes an die „Bürgerstiftung in Günzburg. Die gemeinnützige Stiftung hat aber sicherheitshalber von dem Geld nichts angerührt" (Ott, 2021d). Nüßlein erhielt 660.000 EUR, bevor eine liechtensteinische Bank, über die Teile der Transaktionen abgewickelt wurden, sich weigerte, einen weiteren Geldtransfer auszuführen (Ott, 2021c). Sie „erstattete Anzeige wegen des Verdachts auf Geldwäsche. Auf diese Weise erfuhr die Generalstaatsanwaltschaft München von dem Maskendeal" (Ott, 2021d). Ob die Staatsanwaltschaft mit ihren Ermittlungen und ihrer Interpretation der einschlägigen Strafrechtsbestimmungen Erfolg haben wird, steht noch nicht fest: „Möglicherweise ist der Paragraf 108e auf die von Nüßlein und Sauter unterstützten Maskengeschäfte […] gar nicht anwendbar" (Ott, 2021b). Auf diesbezügliche Regelungslücken des Straftatbestands der Abgeordnetenbestechung wurde allerdings schon lange vor COVID-19 hingewiesen (etwa von Fischer, 2014).

Der Bundesrechnungshof hat bislang in zwei Berichten bestimmte Handlungen des Bundesgesundheitsministeriums im Zusammenhang mit Atemschutzmasken scharf kritisiert. Hinsichtlich der Maßnahme zur Versorgung besonders gefährdeter Menschen mit FFP2-Masken kommt der Bundesrechnungshof (2021a, S. 7) zu der Ansicht, dass „mit der gewählten Regelung nicht alle vulnerablen Personen erreicht wurden. Zudem erhielten auch Personen ohne gesetzlichen Anspruch Masken". Die hohen Erstattungsbeträge für die Apotheken, über welche die Abgabe der Masken erfolgte (6 EUR bzw. 3,90 EUR), seien nicht nachvollziehbar. Sie führten „zu einer deutlichen Überkompensation zu Gunsten der Apotheken" (Bundesrechnungshof, 2021a, S. 7). Umgerechnet bedeutet das: „jede Apotheke in Deutschland bekam im Schnitt mehr als 100.000 EUR" (Grill & Ott, 2021b). Man kann darin eine Form von Klientelpolitik sehen (Gammelin, 2021).

Bei der groß angelegten Beschaffung von persönlicher Schutzausrüstung für das Gesundheitswesen in den ersten Monaten der Pandemie verfügte das Bundesgesundheitsministerium nach Ansicht des Bundesrechnungshofs (2021b, S. 5) „über kein Verfahren zur systematischen Mengensteuerung über alle parallel laufenden Beschaffungswege" trotz verschiedener Möglichkeiten für eine bessere Planung. Als Folge einer exorbitanten „Überbeschaffung wird das BMG ohne weitere, groß angelegte Verteilungsaktionen am Jahresende 2021 über bis zu 1,4 Mrd. PfH [Partikelfiltrierende Halbmasken] und 3,4 Mrd. MNS [Medizinische Mund-Nasen-Schutzmasken] (einschließlich streitbefangener Ware) verfügen, die vor Ablauf der Haltbarkeitsdaten zu verwerten sind, soweit ihre Qualität verlässlich feststeht" (Bundesrechnungshof, 2021b, S. 48). Wichtige Entscheidungen des Bundesgesundheitsministeriums seien mangelhaft dokumentiert und nicht nachvollziehbar. „Die aus der massiven Überbeschaffung resultierenden Lagerbestände sowie die für deren Beschaffung und Abwicklung aufgewendeten Haushaltsmittel und Personalkapazitäten wurden somit nicht wirtschaftlich für eine wirksame Pandemiebekämpfung eingesetzt" (Bundesrechnungshof, 2021b, S. 8).

2.2 COVID-19-Schutzimpfungen

In den ersten Monaten des Jahres 2021 waren Corona-Impfstoffe in Deutschland eine knappe Ressource, die nur gemäß einer – im Laufe der Zeit mehrmals angepassten – Impfpriorisierungsregelung an bestimmte Personengruppen verabreicht werden durfte. Bernd Wiegand, der Oberbürgermeister von Halle, und einige Stadträte haben „unter Missachtung der bundesweit festgelegten Reihenfolge erste Impfungen gegen das Coronavirus erhalten" (Pollmer, 2021). Zu seiner Rechtfertigung verwies der parteilose Kommunalpolitiker auf Defizite in der Bundes-Impfverordnung und „ein von der Stadt entwickeltes Zufallsverfahren zum Umgang mit solchen Impfdosen [.], die am Ende eines Tages übrig bleiben und nicht bis zum nächsten haltbar sind. Mit einer solchen Dosis war Wiegand am 17. Januar vergleichsweise spontan geimpft worden" (Pollmer, 2021). Die Staatsanwaltschaft hat „Ermittlungen gegen Wiegand wegen des Verdachts der veruntreuenden Unterschlagung von Teilen des Corona-Impfstoffs, der der Stadt seit Ende Dezember geliefert worden sei", eingeleitet (EPD 2021).

Im Mai 2021 haben drei Ärzte am Münchner Flughafen die eigens zu diesem Zweck eingeflogene Belegschaft des Forte Village, eines Luxusressorts auf Sardinien, für Honorar gegen COVID-19 geimpft. Sie müssen sich vorhalten lassen, „die 120 verabreichten Impfdosen von Biontech seien Menschen vorenthalten worden, die stattdessen Anspruch auf Schutz vor Covid-19 gehabt hätten" (Ott & Polistina, 2021a). Die Staatsanwaltschaft hat Ermittlungen aufgenommen „wegen des Verdachts auf Unterschlagung, Bestechung und Bestechlichkeit im Gesundheitswesen" (Ott & Polistina, 2021a). Möglicherweise haben die Mediziner auch gegen Standesethik und berufsrechtliche Vorgaben verstoßen. Das bayerische Gesundheitsministerium ist etwa der Auffassung, ein „Impftourismus, bei dem kommerzielle Interessen über medizinische Notwendigkeiten gestellt würden, würde der Berufsordnung der Ärzte widersprechen" (Ott & Polistina, 2021b).

In der Phase knapper COVID-19-Impfstoffe haben etliche Personen ohne entsprechende Impfpriorität mit unterschiedlichen Mitteln versucht, eine Schutzimpfung zu erhalten. Etwa 2000 Impfwillige wurden noch im Mai 2021 jede Woche allein vor dem größten Impfzentrum Deutschlands in Hamburg wegen fehlender Impfberechtigung abgewiesen. Ungefähr 30 Mal pro Woche erstatteten Mitarbeiterinnen und Mitarbeiter des Hamburger Sozialdezernats in dieser Zeit Anzeige wegen Urkundenfälschung, weil ihnen fragwürdige Dokumente vorgelegt worden waren, mit denen eine Impfberechtigung belegt werden sollte (Helfrich, 2021). Auch Impfgegnerinnen und Impfskeptiker mit dem Wunsch, einen COVID-19-Impfnachweis vorzeigen zu können, bedienen sich mitunter unerlaubter Mittel: „Im Internet blüht ein Schwarzmarkt für gefälschte Impfpässe aus Papier" (Bovermann, 2021).

2.3 Corona-Tests

Der CSU-Politiker Alfred Sauter hat sich für die Zulassung eines neu entwickelten COVID-19-Schnelltests engagiert und im Anschluss von dem betreffenden Unternehmen 300.000 EUR erhalten. Er wendete sich „als Abgeordneter an Söders Staatskanzlei. Gut eine Woche später, am 23. Dezember 2020, bekommt die Firma GNA vom zuständigen Bundesinstitut die Sonderzulassung" (Ott, 2021a). Die bayerische Staatskanzlei will auf die Email Sauters hin nichts unternommen haben. Auch das Bundesinstitut für Arzneimittel und Medizinprodukte sieht ein „reguläres Sonderzulassungsverfahren" und „keine Einflussnahme Dritter": „Nach entsprechender fachlicher Prüfung sei die Erlaubnis erteilt worden" (Ott, 2021a). Das Wirtschaftsministerium des Freistaats hat sich wohl unabhängig von Sauter für die Firma aus Bayern eingesetzt.

Im Frühling 2021 boomte in Deutschland das Geschäft mit privaten Einrichtungen für Corona-Schnelltests. „Wer kostenlose Bürgertests anbieten will, braucht dazu kaum Vorwissen: Ein Onlinekurs über die Abstrich-Entnahme reicht meist aus, und schon kann man beim Gesundheitsamt einen Antrag auf Eröffnung eines Testzentrums stellen, was meist ohne Schwierigkeiten genehmigt wird" (Grill et al., 2021a). Wochenlang konnten private Teststellen 12 bis 15 EUR für die Durchführung eines Tests aus öffentlichen Mitteln erhalten zuzüglich bis zu sechs Euro für die Materialkosten, obwohl Schnelltests für deutlich weniger Geld im Handel erhältlich waren. „Abgerechnet haben die privaten Testbetreiber im Frühjahr aber im Schnitt bis zu sechs Euro pro Testset" (Grill et al., 2021b). Die zeitweise starke Nachfrage nach den Gratis-Bürgertests führte zu einer Kostenexplosion, aber es gab auch nach kurzer Zeit begründete Verdachtsfälle im Hinblick auf Abrechnungsbetrug. Einigen Betreiberinnen und Betreibern wurde die Zulassung entzogen, in vielen anderen Fällen wird noch ermittelt (DPA 2021).

Schon bald stand das Bundesgesundheitsministerium in dieser Angelegenheit in der Kritik: einerseits wegen der hohen Vergütungsbeträge, vor allem für die Materialkosten, andererseits aufgrund der fehlenden Dokumentationspflichten und Kontrollen: „Die Testzentren dürfen keine Namen und keine Anschrift der Getesteten übermitteln, sie müssen noch nicht mal nachweisen, dass sie überhaupt Antigentests eingekauft haben" (Grill et al., 2021a). Bundesgesundheitsminister Spahn verwehrte sich gegen die Vorwürfe. Es sei die Aufgabe der Kommunen, eine effektive Zulassung, Aufsicht und Kontrolle der privaten Teststellen zu organisieren. Dennoch änderte das Bundesgesundheitsministerium im Juni 2021 die einschlägige Testverordnung, um die Vergütungssätze abzusenken und „um Abrechnungen gründlicher prüfen zu können" (DPA 2021).

2.4 Wirtschaftshilfen

Bund und Länder haben seit Ausbruch der Pandemie vielfältige Programme aufgelegt, um wirtschaftliche Nachteile für Firmen und Berufstätige abzufedern. Vor allem in der Anfangsphase waren die Voraussetzungen für Antragstellung und Auszahlung bestimmter Hilfsgelder eher gering; es sollte möglichst unbürokratisch Unterstützung geleistet werden. Dies hatte auch unerwünschte Folgen: „In rund 25.000 Fällen haben sich

Betrüger in ganz Deutschland durch falsche Angaben Corona-Soforthilfen in dreistelliger Millionenhöhe erschlichen [...] bei vielen Landeskriminalämtern (LKAs) liegen noch Zehntausende unbearbeitete Fälle vor" (Würminghausen, 2021). In dem bislang größten bekannt gewordenen Fall von Subventionsbetrug wurde ein Mann zu einer mehrjährigen Gefängnisstrafe verurteilt, weil er mit Dutzenden von Scheinidentitäten versucht hat, bundesweit etwa 2,5 Mio. EUR zu erlangen. Die auszahlenden Behörden prüfen mittlerweile Anträge auf Wirtschaftshilfen sorgfältiger. „Es dürfte laut Deutschem Richterbund mindestens bis Ende dieses Jahres dauern, ehe Polizei, Staatsanwaltschaft und Strafgerichte die teilweise komplexen Verdachtsfälle abgearbeitet haben" (Würminghausen, 2021).

Nicht für alle Wirtschaftszweige wurden während der Corona-Krise spezielle Hilfsprogramme geschaffen; es sollten vor allem Branchen unterstützt werden, die unter den Folgen der Pandemiebekämpfung besonders zu leiden hatten. So lehnte es das Bundesgesundheitsministerium beispielsweise zunächst ab, Soforthilfegelder für Ergo- und Physiotherapeuten bereitzustellen. Der CDU-Bundestagsabgeordnete und Gesundheitspolitiker Roy Kühne setzte sich jedoch massiv für eine solche Maßnahme ein. „Nur zwei Wochen nach Spahns Absage spannt das Gesundheitsministerium doch einen Schutzschirm für Physio- und Ergotherapeuten" (Blum et al., 2021). Es besteht der Verdacht, dass der Physiotherapeut Kühne, Mitglied des Gesundheitsausschusses, in dieser Angelegenheit nicht völlig uneigennützig gehandelt hat: „Er betreibt in Northeim ein ‚Gesundheitszentrum', etwa 20 Mitarbeiter arbeiten dort. Kühne hat also in Berlin seinen Einfluss als Abgeordneter genutzt, um einen millionenschweren Rettungsschirm zu realisieren, von dem er unmittelbar selbst wirtschaftlich profitiert" (Blum et al., 2021).

Der Bundestag beschloss im Frühjahr 2020 Ausgleichszahlungen für Krankenhäuser, damit genügend Krankenhausbetten zur Behandlung von COVID-19-Patientinnen und -Patienten zur Verfügung stehen. „Fakt ist, dass Kliniken zwischen dem 18. November 2020 und dem 15. Juni 2021 in großem Stil Freihaltepauschalen kassieren konnten, wenn es in ihrem Landkreis weniger als 25 % freie Intensivbetten gab und die Corona-Inzidenz bei mindestens 70 lag. Ein 600-Betten-Haus konnte auf diese Weise leicht 50.000 EUR Freihaltepauschalen pro Tag kassieren" (Berndt & Grill, 2021). Aus Sicht des Bundesrechnungshofs (2021a, S. 8) hat das System der Ausgleichszahlungen „unerwünschte Mitnahmeeffekte eröffnet". Außerdem hätten die Zahlungen „vielen Krankenhäusern im vergangenen Jahr eine massive Überkompensation aus Steuermitteln" ermöglicht. „Der Bund hat damit nicht überwiegend Zahlungen zur Aufrechterhaltung freier Krankenhauskapazitäten für COVID-19-Patientinnen und -Patienten geleistet, sondern vielmehr das betriebswirtschaftliche Risiko einer nicht ausreichenden Belegung der Krankenhäuser mitgetragen" (Bundesrechnungshof, 2021a, S. 8). Man kann auch in diesem Finanzierungsprogramm Klientelpolitik sehen (vgl. Gammelin, 2021). „Der Gesundheitssystemforscher Reinhard Busse von der TU Berlin weiß zudem von einem Krankenhaus in Sachsen-Anhalt zu berichten, dessen geplante Schließung um ein halbes Jahr verschoben wurde – ‚vermutlich, um noch die Pauschalen zu kassieren'" (Berndt & Grill, 2021).

Nach diesem thematisch geordneten Überblick über bekannt gewordene (Verdachts-)Fälle von Betrug, Korruption und öffentlicher Misswirtschaft im Kontext von COVID-19 geht der folgende Abschnitt anhand ausgewählter Beispiele auf die Situation der deutschen Zivilgesellschaft und Antikorruptions-Community seit Ausbruch der Pandemie ein.

3 Pandemiebekämpfung und Zivilgesellschaft in Deutschland

Die Bedeutung einer lebendigen Zivilgesellschaft für die Korruptionsbekämpfung wird immer wieder hervorgehoben (vgl. Wolf, in diesem Band). Demokratie und politische Kultur waren vor allem in der Anfangsphase der Pandemie einer schweren Belastungsprobe ausgesetzt: „Gehorsam und Disziplin als höchste Bürgertugenden, eine durchregulierte Öffentlichkeit, der Rückzug ins Private, innerer Zusammenhalt durch die

Unterscheidung zwischen guten und schlechten Bürger*innen, legitimes Denunziantentum sowie das Zurückweisen von Debatten mit dem Verweis auf ihre Unangebrachtheit ähneln teils mehr den Gesellschaften in autokratischen Regimen als einem vitalen demokratischen Kollektiv" (Moser, 2020, S. 28). Diese Einschätzung ist im Jahr 2021 wohl nur noch begrenzt zutreffend; der Umgang mit dem Virus und den Maßnahmen zur Verhinderung seiner Ausbreitung hat sich in großen Teilen der deutschen Gesellschaft zumindest zu einem gewissen Grad entspannt.

Während Presse und Zivilgesellschaft in anderen Staaten im Zuge von Maßnahmen zur Pandemiebekämpfung teilweise massiv und langfristig eingeschränkt wurden, spricht mittlerweile einiges dafür, dass „Deutschland den gegenwärtigen Test für Demokratie und Rechtsstaatlichkeit vorerst bestanden" hat (Müller, 2021, S. 84). Allerdings hat es verschiedentlich fragwürdige Äußerungen von höchster politischer Ebene gegeben: „Nichts [...] ist so falsch, wie mit fatalen Slogans wie, Öffnungsdiskussionsorgien' zivilgesellschaftliche Beteiligung zu dämpfen oder gar unterdrücken zu wollen" (Dabrock, 2021, S. 7). Transparency Deutschland (2020, S. 5) hat ein weiteres potenzielles Problem thematisiert: „Viele zivilgesellschaftliche Organisationen leiden enorm unter den Corona-bedingten finanziellen Einbußen. Es besteht die Gefahr einer dauerhaften Schwächung der Zivilgesellschaft, die meist nicht als systemrelevant wahrgenommen und bei der Verteilung von Staatshilfen benachteiligt wird". Inwiefern dieses Szenario eingetreten ist, muss wohl noch untersucht werden. In jedem Fall bot die Pandemie Antikorruptions-Organisationen wie Transparency Deutschland eine Gelegenheit, neben spezifischen Integritäts-, Transparenz- und Good Governance-Appellen mit COVID-19-Bezug auch ältere Forderungen wieder vorzubringen (vgl. Transparency Deutschland, 2020). Vor allem die Maskenaffären einiger Abgeordneter (Abschn. 2.1) eigneten sich als öffentlichkeitswirksame Aufhänger für die Verbreitung verschiedener Antikorruptionsforderungen.

Die Maßnahmen zur Seuchenbekämpfung führten auch zu Spannungen und Spaltungen in der Zivilgesellschaft. Mit der

Querdenker-Bewegung haben sich Formen des zivilgesellschaftlichen Widerstands herausgebildet, die politische und wirtschaftliche Eliten, aber auch große Teile von Medien und Wissenschaft pauschal unter „Generalverdacht" stellen (Nachtwey et al., 2020, S. 60). Diese Gruppierungen und Netzwerke begreifen sich wie andere Teile der Zivilgesellschaft als emanzipatorisch und kritisch: „Die Protestierenden ermächtigen sich selbst dazu, einen fortlaufenden und komplexen epidemiologischen und virologischen Forschungsdiskurs einschätzen und als falsch widerlegen zu können" (Pantenburg et al., 2021, S. 24).

In der Bevölkerung hat die Vorstellung, „dass Eliten die Pandemie benutzen, um Interessen der Reichen und Mächtigen durchzusetzen", wohl zumindest während der zweiten Welle hoher COVID-19-Inzidenzen deutlich abgenommen (Hagelüken, 2020). Manche Teile der Zivilgesellschaft haben allerdings eine übersteigerte „Hermeneutik des Verdachts" (Nassehi, 2020) entwickelt, die beispielsweise nicht Korruption in der Pandemie als das eigentliche Problem sieht, sondern die Pandemie als die eigentliche Korruption – als ein Instrument gesellschaftlicher Führungszirkel, um ihre eigenen Interessen missbräuchlich durchzusetzen. In diesem Zusammenhang wird nicht selten auf einen vermeintlichen Präzedenzfall verwiesen: „Bei der Schweinegrippe-Pandemie waren wissenschaftliche Beraterinnen und Berater der Weltgesundheitsorganisation (WHO) gleichzeitig für Pharmafirmen tätig, die an der Pandemie verdient haben" (Transparency Deutschland, 2020, S. 2). Zivilgesellschaftliche Aktivistinnen und Akteure wie etwa Wolfgang Wodarg bestreiten, dass es sich bei der Corona-Pandemie um eine deutlich andere Konstellation handelt. Bei ihnen ist das grundsätzliche Misstrauen der Antikorruptions-Community gegenüber der Pharmaindustrie (vgl. Steingrüber, 2020) offenbar zur fixen Idee geworden.

Wolfgang Wodarg – Arzt und ehemaliger SPD-Bundestagsabgeordneter – hat die Entscheidungen zur Pandemieeinstufung und -bekämpfung mehrfach damit erklärt, „dass die Virologen Geld für ihre Institute bräuchten [...] Die verheerenden Zustände in italienischen Krankenhäusern, die ihm auf seine These hin, die aktuelle Infektionswelle sei um nichts gefährlicher als die üblichen jährlichen Grippewellen, entgegengehalten wurde[n], erklärte er mit dem Interesse des Pharmakonzerns Roche, einen Impfstoff zu verkaufen […] Solches Operieren mit phantastischen Annahmen über die Macht der niedrigen Motive irgendwelcher Akteure oder Akteursgruppen macht den Kern jeder Verschwörungsideologie aus" (Conze et al., 2020, S. 34). Wodarg war Vorstandsmitglied von Transparency Deutschland bis zu seinem Rücktritt im September 2020 vor dem Hintergrund einer drohenden Abwahl. Seine Ansichten zu COVID-19 wurden zumindest teilweise auch von einigen Mitgliedern der früher von ihm geleiteten Arbeitsgruppe Gesundheitswesen von Transparency Deutschland geteilt. Wodargs einschlägige Äußerungen waren, obwohl er sie nicht als Transparency-Vertreter von sich gab, „geeignet, den Ruf von TI-D gravierend zu schädigen" (Conze et al., 2020, S. 37). Der Fall Wodarg ist ein extremes Beispiel für Konflikte innerhalb der Zivilgesellschaft während der Pandemie.

4 Schlussbetrachtung

Ob die Korruption in Deutschland seit Ausbruch und aufgrund der Corona-Pandemie spürbar zugenommen hat oder vielleicht sogar abnahm (vgl. Stickle & Felson, 2020), ist Mitte 2021 noch nicht erkennbar. Möglicherweise lässt sich diese Frage auch zu späteren Zeitpunkten nicht genau beantworten (zu Erhebungsproblemen vgl. Dunkelmann, in diesem Band). Dem Corruption Perceptions Index können jedenfalls keine Hinweise auf eine nennenswerte Änderung des wahrgenommenen Korruptionsniveaus entnommen werden (Transparency International, 2021a). Nach dem repräsentativen Global Corruption Barometer waren 55 % der im Herbst 2020 Befragten der Auffassung, das Korruptionsniveau in Deutschland sei in den letzten 12 Monaten ungefähr gleich geblieben; 26 % empfanden einen Anstieg der Korruption (Transparency International, 2021b, S. 50). Vielleicht wäre diese Umfrage anders ausgefallen, wenn sie ein paar Monate später, nach dem Bekanntwerden der umstrittenen Maskendeals einiger Abgeordneter (Abschn. 2.1), durchgeführt worden worden wäre (zur Thematisierung von Korruption in Medien und Parlament im Zeitverlauf vgl. Sorgatz, in diesem Band).

Lassen sich die in diesem Beitrag skizzierten (Verdachts-) Fälle von Betrug, Korruption und politisch-administrativer Misswirtschaft im Kontext von COVID-19 (auch) aufgrund der politischen Ökonomie der Pandemie erklären? Rose-Ackermans (2021) theoretischer Ansatz besteht im Wesentlichen aus drei Elementen oder Mechanismen, die im Folgenden kurz auf die behandelten Themengebiete bzw. Politikfelder angewendet werden:

- „First, the rapidly unfolding pandemic and the accompanying economic recession have led to fierce competition for essential resources" (Rose-Ackerman, 2021, S. 19). In allen hier untersuchten Bereichen – Beschaffung von Atemschutzmasken bzw. allgemein von persönlicher Schutzausrüstung, COVID-19-Schutzimpfungen, Corona-Tests und Wirtschaftshilfen – gab es jeweils zu unterschiedlichen Zeiten gravierende Knappheiten, die teilweise zu hartem Wettbewerb führten, bei dem nicht nur lautere Methoden zum Einsatz kamen.
- „Second, governments have rapidly mobilized public funds (for both healthcare and economic stabilization) at an unprecedented scale, creating opportunities for rent-seeking of many kinds, including outright corruption" (Rose-Ackerman, 2021, S. 19). Bei Schutzmasken, Corona-Tests und Wirtschaftshilfen spielten die enormen öffentlichen Geldmittel sicherlich eine große Rolle und schafften auch Anreize für fragwürdige Verhaltensweisen: „Alle wollen im Boot sitzen, wenn der Staat Milliarden verteilt" (Gammelin, 2021). Das große Geld war bei den skizzierten devianten Handlungen im Zusammenhang mit COVID-19-Schutzimpfungen aber vermutlich nicht sonderlich bedeutsam; hier dominierte wahrscheinlich der Knappheitsaspekt (siehe oben).
- „Third, politicians, bureaucrats and medical professionals exercise substantial discretion in the allocation of resources. A lack of transparency and weak oversight and enforcement have exacerbated the problems of corruption and fraud,

and public measures against these offenses have not kept pace with the developing crisis" (Rose-Ackerman, 2021, S. 19–20). Betrugs- und korruptionsanfällige weite Ermessensspielräume gab es sicherlich in der Anfangsphase der Pandemie vor allem bei der öffentlichen Auftragsvergabe, etwa für Atemschutzmasken. In allen untersuchten Bereichen waren Transparenz und Aufsicht zumindest phasenweise eher begrenzt, und effektivere Kontrollverfahren hätten Betrug, Korruption und öffentliche Misswirtschaft vermutlich verringert. In diese Richtung geht auch folgende Einschätzung eines hochrangigen Funktionärs aus dem Gesundheitswesen: „Am Ende wird man auf die Tests schauen wie auf die Masken: Die Politik braucht ganz dringend große Mengen, es war Wildwest, viele Glücksritter und Betrüger drängten in den Markt, und es gab keine vernünftige Kontrolle" (Grill et al., 2021a).

Die in diesem Beitrag erörterten fragwürdigen und unerlaubten Verhaltensweisen hatten somit aus theoretischer Sicht eine gewisse Wahrscheinlichkeit (vgl. auch Fütterer-Akili, in diesem Band); zwingend notwendig war ihr Auftreten indes nicht. Bei entsprechender persönlicher oder professioneller Integrität (vgl. Rose-Ackerman, 2021, S. 18) führen auch beträchtliche Anreize aufgrund großer Vorteile, marginaler Sanktionen und geringer Entdeckungswahrscheinlichkeit (vgl. Wolf, 2021, S. 24) nicht notwendigerweise zu devianten Handlungen. So schreiben etwa Grill und Ott (2021a) im Hinblick auf die stark kritisierten Maskengeschäfte einiger Unions-Politiker: „Auch viele andere Abgeordnete in Bund und Land hatten damals dazu beigetragen, Schutzkleidung gegen das Virus zu besorgen. Aber in fast allen Fällen, um als Volksvertreter in großer Not zu helfen. Und nicht, um zu kassieren".

Es lässt sich fragen, ob aus den vielfältigen Erfahrungen mit (Quasi-)Kriminalität im Laufe der Pandemie gelernt wird: „In the case of the COVID-19 pandemic, learning is potentially constrained by several issues: the immediacy and urgency of the crisis, popular demands for forceful action, limitations in technical knowledge, and politicization […] This raises questions as to whether we are learning the right things and whether the right people are learning" (Weible et al., 2020, S. 234). Die Maskenaffären führten unter anderem im Bundestag zu dem Lerneffekt bzw. der Erkenntnis, dass die geltenden Integritäts- und Sanktionsregeln für Abgeordnete offenbar nicht ausreichen. Im Juni 2021 wurde das „Gesetz zur Verbesserung der Transparenzregeln für die Mitglieder des Deutschen Bundestages und zur Anhebung des Strafrahmens des § 108e des Strafgesetzbuches" beschlossen. Für derartige Lernprozesse braucht es in der Parteipolitik meist entsprechende Skandale (Schiffers, 2021, S. 1–2; von Arnim, in diesem Band). Ob das Bundesgesundheitsministerium und andere Behörden aus den beanstandeten Organisationsfehlern und der mutmaßlichen Geldverschwendung insbesondere bei der Beschaffung von Schutzausrüstung nachhaltig lernen, bleibt abzuwarten; die einschlägigen Berichte des Bundesrechnungshofs (2021a, b) bieten jedenfalls hervorragend aufbereiteten Lernstoff.

Spätestens seit Juli 2021 gibt es in Deutschland eher zu viele als zu wenige COVID-19-Impfdosen. Dadurch existiert auch kein Kontingentierungs- und Priorisierungsregime mehr, für dessen Umgehung unberechtigte Impfwillige Betrug und Korruption in Betracht ziehen könnten (vgl. Rose-Ackerman, 2021, S. 24). Vermutlich bestehen daher auf diesem Gebiet seither aber auch nur wenige Anreize für institutionelles Lernen. Bei den Corona-Tests und den Wirtschaftshilfen kam es immerhin jeweils zu Lerneffekten binnen weniger Wochen oder Monate. Das Bundesgesundheitsministerium optimierte die Testverordnung (DPA 2021), und die zuständigen Behörden gingen zu einer gründlicheren Prüfung von Anträgen auf Soforthilfen und Subventionen über (Würminghausen, 2021).

Die juristische, politische und wissenschaftliche Aufarbeitung von Betrug, Korruption und Misswirtschaft im Zusammenhang mit COVID-19 sollte künftig in Deutschland noch intensiviert werden: „Although some malfeasance was probably inevitable in a pandemic, it should not be ignored" (Rose-Ackerman, 2021, S. 30). Akute großräumige Seuchenbekämpfung führt mitunter zu bestimmten Erfordernissen und Konstellationen, die im Konflikt stehen mit dem Leitbild umfassender Kriminalitätsprävention. Dieses grundlegende Dilemma lässt sich wohl auch durch systematisches Lernen und bessere Vorbereitung nicht völlig auflösen. So sollte die Bundesregierung etwa nicht dafür kritisiert werden, dass sie in kurzer Zeit gigantische Summen zur Verfügung stellte, um medizinisch notwendige Schutzausrüstung zu beschaffen und zu verteilen. „Sehr wohl vorzuwerfen ist ihr aber, dass sie nicht mal in dieser außerordentlichen Not die übliche Klientelpolitik ausblendete" (Gammelin, 2021).

Literatur

Berndt, C., & Grill, M. (18. Juni 2021). Auswüchse der Pandemie. *Süddeutsche Zeitung*, S. 6.

Blum, P., Kampf, L., Ludwig, K., & Slavik, A. (30. März 2021). Lobbyist in eigener Sache. *Süddeutsche Zeitung*, S. 5.

Bovermann, P. (22.–24. Mai 2021). „Da rutscht vieles durch". *Süddeutsche Zeitung*, S. 6.

Braun, S. (6./7. März 2021). 250.000 Euro Provision. *Süddeutsche Zeitung*, S. 7.

Bundesrechnungshof. (2021a). Bericht an den Haushaltsausschuss des Deutschen Bundestages nach § 88 Absatz 2 BHO über die Prüfung ausgewählter coronabedingter Ausgabepositionen des Einzelplans 15 und des Gesundheitsfonds. https://www.bundesrechnungshof.de/de/veroeffentlichungen/produkte/beratungsberichte/2021/massnahmen-des-bundes-zur-corona-bewaeltigung-im-gesundheitswesen/@@download/langfassung_pdf. Zugegriffen: 28. Juni 2021.

Bundesrechnungshof. (2021b). Bericht an den Haushaltsausschuss des Deutschen Bundestages nach § 88 Absatz 2 BHO. Prüfung der zentralen Beschaffung von persönlicher Schutzausrüstung für das Gesundheitswesen. https://www.bundesrechnungshof.de/de/veroeffentlichungen/produkte/beratungsberichte/2021/schutzmasken-beschaffung-weit-ueber-festgestelltem-bedarf/@@download/langfassung_pdf. Zugegriffen: 22. Juli 2021.

Conze, P., Küpper, B., & Lübbe-Wolff, G. (2020). Bericht zur Frage der angemessenen Reaktion von Transparency International Deutschland e.V. auf das Verhalten des Vereins- und Vorstandsmitglieds Wolfgang Wodarg im Zusammenhang mit der Corona-Krise. https://www.transparency.de/fileadmin/Redaktion/Aktuelles/2020/20-05-02_Bericht_Wodarg.pdf. Zugegriffen: 20. Juli 2021.

Cortese, J. (2020). COVID-19 and the coming corruption pandemic. *The Hill*. https://thehill.com/opinion/criminal-justice/491300-covid-19-and-the-coming-corruption-pandemic. Zugegriffen: 1. Juli 2021.

Dabrock, P. (2021). „Not kennt kein Gebot"? Ethische Perspektiven der Pandemiebekämpfung. *Aus Politik und Zeitgeschichte, 71*(24–25), 4–10.

Deutsche Presseagentur. (29. Juli 2021). Razzia in Berlin bei Corona-Teststellen. *Süddeutsche Zeitung*, S. 5.
Evangelischer Pressedienst. (23. Februar 2021). OB-Büro in Halle durchsucht. *Süddeutsche Zeitung*, S. 6.
Fischer, T. (26. Juni 2014). Dieses Gesetz ist ein Witz! *Die Zeit*, S. 8.
Gammelin, C. (10. März 2021). Stunde der Goldgräber. *Süddeutsche Zeitung*, S. 5.
Grill, M., & Ott, K. (17. Juni 2021a). Spahn belastet Nüßlein schwer. *Süddeutsche Zeitung*, S. 5.
Grill, M., & Ott, K. (11. Juni 2021b). Zu viel Geld für Masken und Intensivbetten. *Süddeutsche Zeitung*, S. 5.
Grill, M., Milling, P., & Stegemann, J. (28. Mai 2021a). Weil wir können. *Süddeutsche Zeitung*, S. 3.
Grill, M., Ott, K., & Stegemann, J. (10. Juni 2021b). Unnötige Millionen für Corona-Tests. *Süddeutsche Zeitung*, S. 1.
Hagelüken, A. (14. Dezember 2020). Immer mehr haben immer weniger. *Süddeutsche Zeitung*, S. 17.
Helfrich, M. (12./13. Mai 2021). „Am Ende profitiert niemand". *Süddeutsche Zeitung*, S. 8.
Kampf, L., Nimz, U., & Ott, K. (27./28. März 2021). Wer wird Millionär? *Süddeutsche Zeitung*, S. 6.
Moser, E. (2020). Rückzug des Politischen? Beobachtungen zur politischen Soziologie der Corona-Pandemie. *Aus Politik und Zeitgeschichte, 70*(35–37), 23–28.
Müller, T. (2021). Zivilgesellschaft vs. Pandemie. Für immer Notstand. *Katapult Nr. 22*, 84–89.
Nachtwey, O., Schäfer, R., & Frei, N. (2020). Politische Soziologie der Corona-Proteste. https://idw-online.de/de/attachmentdata85376.pdf. Zugegriffen: 29. Juni 2021.
Nassehi, A. (31. Dezember 2020/1. Januar 2021). „Tu, was du willst, aber wolle das Richtige!". *Süddeutsche Zeitung*, S. 6.
Ott, K. (3.-5. April 2021a). Lukrative Doppelrolle. *Süddeutsche Zeitung*, S. 6.
Ott, K. (5. Mai 2021b). Gesetz mit Lücke. *Süddeutsche Zeitung*, S. 5.
Ott, K. (20. April 2021c). Weißblaue Geldgeschichten. *Süddeutsche Zeitung*, S. 6.
Ott, K. (26. März 2021d). Verhaftung in Maskenaffäre. *Süddeutsche Zeitung*, S. 36.
Ott, K., & Polistina, F. (21. Juni 2021a). Gründlich schiefgelaufen. *Süddeutsche Zeitung*, S. 24.
Ott, K., & Polistina, F. (10. Juni 2021b). Massenimpfung fürs Luxusressort. *Süddeutsche Zeitung*, S. 36.

Pantenburg, J., Reichardt, S., & Sepp, B. (2021). Corona-Proteste und das (Gegen-)Wissen sozialer Bewegungen. *Aus Politik und Zeitgeschichte, 71*(3–4), 22–27.

Pollmer, C. (9. Februar 2021). Bernd Wiegand. Geimpfter Oberbürgermeister in der Kritik. *Süddeutsche Zeitung*, S. 4.

Rose-Ackerman, S. (2021). Corruption and Covid-19. *Eunomía. Revista en Cultura de la Legalidad, 20*, 16–36.

Schiffers, M. (2021). Illegitime Geschäfte in der „Coronakratie" – ethische Perspektiven auf die Einflussnahme durch politische Entscheidungsträgerinnen und -träger. *Zeitschrift für Politikwissenschaft, 31*, https://doi.org/10.1007/s41358-021-00270-7

Steingrüber, S. (2020). Coronavirus and the Corruption Outbreak. https://globalanticorruptionblog.com/2020/03/31/guest-post-coronavirus-and-the-corruption-outbreak/. Zugegriffen: 20. Juli 2021.

Steingrüber, S., Kirya, M., Jackson, D., & Mullard, S. (2020). Corruption in the time of COVID-19: A double-threat for low income countries. *U4 Brief* 2020(6). https://www.u4.no/publications/corruption-in-the-time-of-covid-19-a-double-threat-for-low-income-countries.pdf. Zugegriffen: 6. Juli 2021.

Stickle, B., & Felson, M. (2020). Crime rates in a pandemic: The largest criminological experiment in history. *American Journal of Criminal Justice, 45*, 525–536.

Transparency International. (2021a). Corruption Perceptions Index 2020. https://images.transparencycdn.org/images/CPI2020_Report_EN_0802-WEB-1_2021-02-08-103053.pdf. Zugegriffen: 26. Juli 2021.

Transparency International. (2021b). Global Corruption Barometer European Union 2021. https://images.transparencycdn.org/images/TI_GCB_EU_2021_web.pdf. Zugegriffen: 20. Juli 2021.

Transparency International Deutschland. (2020). Die Corona-Krise – ein Katalysator für Korruption? Positionspapier von Transparency Deutschland. https://www.transparency.de/fileadmin/Redaktion/Publikationen/2020/Positionspapier_Korruptionspraevention_Corona_Juni_2020.pdf. Zugegriffen: 29. Juni 2021.

Weible, C. M., Nohrstedt, D., Cairney, P., Carter, D. P., Crow, D. A., Durnová, A. P., Heikkila, T., Ingold, K., McConnell, A., & Stone, D. (2020). COVID-19 and the policy sciences: Initial reactions and perspectives. *Policy Sciences, 53*, 225–241.

Wolf, S. (2021). Korruption und Antikorruption in Politik und Verwaltung. *Aus Politik und Zeitgeschichte, 71*(19–20), 21–27.

Würminghausen, P. (10./11. April 2021). Ein Mann, 91 Anträge. *Süddeutsche Zeitung*, S. 30.

A case study of systemic corruption in the state health bureaucracy

Maria Eugenia Trombini, Mario H. Jorge Jr., Elizangela Valarini und Markus Pohlmann

1   Introduction

Fraud, bribery and corruption affairs do not disappear in times of crisis, such as amid the COVID-19 pandemic. In many countries, state and non-state actors seize the opportunity to advance questionable ends, and a few scandals are brought to light. In Germany, for example, a so called "mask-affair" broke out involving politicians from the CSU and CDU political parties, where a couple of members are being investigated for bribery and tax fraud. Brazil has not been left behind in regard of individuals surfing the COVID-19 wave to achieve personal,

---

M. E. Trombini · M. H. Jorge Jr. · E. Valarini (✉) · M. Pohlmann
Max-Weber-Institut für Soziologie,
Universität Heidelberg, Heidelberg, Germany
E-Mail: elizangela.valarini@mwi.uni-heidelberg.de

M. E. Trombini
E-Mail: maria.trombini@mwi.uni-heidelberg.de

M. H. Jorge Jr.
E-Mail: mario.jorge@mwi.uni-heidelberg.de

M. Pohlmann
E-Mail: markus.pohlmann@mwi.uni-heidelberg.de

© Der/die Autor(en), exklusiv lizenziert durch Springer
Fachmedien Wiesbaden GmbH, ein Teil von Springer Nature
2022
S. Wolf und P. Graeff (Hrsg.), *Corona und Korruption*,
https://doi.org/10.1007/978-3-658-35664-4_6

partisan and business interests. Many cases are currently under investigation in the country, but arguably the most remarkable is the fraud and corruption probe in the government of Rio de Janeiro that led to the ousting of the state governor.

If the city of Rio were a country, its per capita mortality rate from the coronavirus would rank as the world's worst, according to a Reuters calculation from September 2020 based on John Hopkins University data. The city of Rio de Janeiro is the capital of the state that goes by the same name, which is the third most populous state in Brazil with an estimated population of 17.36 million people (IBGE, 2010). According to a bulletin from the State Health Secretariat (SES-RJ), the state of Rio de Janeiro recorded its worst day of the pandemic on April 2021, with an average of one death every four minutes and an upward trend in the contagion and casualties that showed no signs of stopping (Brasil, 2021).

Among the complex systems that could explain such damning results are, on the one hand, the general (non) compliance with the World Health Organization recommendations, and the quality of governance and of public health services on the other hand. Our focus rests in the second cluster of explanations, given that billions of dollars have been allocated for governments to make large investments in medical infrastructure and related supplies. At a policy level, the pandemic in Brazil has deepened the conflict between State and Federal administrations, something that other federations, like the German one, also reported (Wolters, 2021). Good examples are the Supreme Court having to shut-down the president's efforts to suppress State legislation regarding the pandemic, the governor of the state Maranhão bypassing the federal government to obtain pulmonary ventilators, and the governor of São Paulo challenging the president's anti-vaccine beliefs by supporting and distributing the COVID-19 immunizer developed by Chinese company Sinovac Biotech and produced in his State (CoronaVac or Sinovac COVID-19). Another feature that allows Brazil to continue to break records, for all the wrong reasons, have been high profile resignations, including four Health Ministers (Motta, 2021), the foreign and defense ministers and the heads of the army, navy, and air force, all weighed on President Jair Bolsonaro (Taylor, 2021). When the pandemic started, Brazil was already in troubled waters, but concerning corruption, the perfect storm COVID-19 created in Rio de Janeiro merits a chapter of its own.

Faced with the problem of corruption in times of the pandemic, we are asking what factors and mechanisms, on the basis of the corruption scandal uncovered in the state of Rio de Janeiro, enabled a particular group comprised of members of the political and economic elites to resort to illegal means. What are the continuities and changes related to public procurement graft uncovered in this case? And to what extent can this be generalized to other sectors, regions and crisis situations? Did the COVID-19 pandemic present new opportunity structures or the actors involved in wrongdoing merely reproduced a systemic corruption pattern? To answer these questions, we are conducting an explorative research to reconstruct the corrupt scheme in the State Health Secretariat of Rio de Janeiro, using official documents produced by oversight and law enforcement bodies. The analysis of the documents follows an inductive approach, in which we focus on the formal and informal rules playing a role to generate and sustain misconduct.

In the following sections we will briefly introduce our theory and state of the art as well as the methodological framework and describe the dataset used for the explorative case study. In section four, we will present the case, reconstructed systematically along the analysis of the empirical data. Then, the evidence will be assessed in section five in light of a recognizable pattern of systematic corruption that arose. Throughout the text, we will differentiate the influence of regulations and formal rules on established informal rules, i.e. social patterns. To conclude, we sketch a response to the question of to what extent the episodes of Rio de Janeiro can be generalized to other places and crisis situations.

2 Theory and State of the Art

2.1 Individual Deviance or Systemic Corruption

Research on corruption usually grapples with the idea of "bad apples" and the complementary role of "rotten barrels". Corrupt behavior is often attributed to individual characteristics, such as greed, lack of self-control, and other deviant personality traits. For example, some scholars have argued that psychopathic traits and machiavellianism mark the personalities of corrupt actors (Knecht, 2009; Nerdinger, 2008; Rabl & Kühlmann, 2008; Zettler & Blickle, 2011). The basic assumption of such approaches, which are located within the psychology of corrupt actors and the broader rational choice framework, is that organizations become corrupt through individual deviance – the longing for individual benefit or personal gain (Becker, 1968; Gottfredson & Hirschi, 1990; Shover & Hochstetler, 2002). In this way, corruption is commonly perceived as being averse to the organization's objectives. Structural corruption is then mostly a matter of 'bad barrels', the negligent or willful blindness of the principal, who either fails to provide the right incentives or to guarantee the necessary managerial control (Ashforth et al., 2008, p. 672).

From Coleman's perspective, criminal behavior that deviates from the norm is also the result of a rational choice on the part of the actors. For the corporative actor (the principal), management assumes the role of an educating and controlling intervening authority, which will sanction the personnel in case of deviation from the norms of the principal in order to protect the collective interests. Since situations and opportunities will often arise for agents (personnel) in which fraudulent behavior could be advantageous, the principal must rely on trusting in the incentive structure of membership and in the rule-abiding behavior of its members – and controlling it whenever possible. Legal sanctions enter the actors' calculation as risks. If the principal himself is acting corrupt, the incentives for the agents for bystanding behavior are high, if they themselves do not become involved (Coleman, 1992).

However, if we take the basic supply-and-demand model of corruption as a starting point, the explanations for individual deviance hardly apply to the 'systemic corruption' pattern, according to which corruption is seen as a result of the normalization and habitualization of individual and organizational wrongdoing. The focus is not only on the opportunistic-criminal behavior of individuals, but also on the structures of the organization and the networks that contribute to the normalization of crime in the organization (Ashforth et al., 2008, p. 672; Ashforth & Anand, 2003; Bannenberg, 2002, p. 347; Brief et al., 2001). In Germany, this perspective starts, among others, with Niklas Luhmann's early work on "useful illegality" (Bergmann, 2014; Klinkhammer, 2011, 2013; Koch, 2004; Kühl, 2007; Luhmann, 1999; Ortmann, 1999; Pohlmann, 2008; Vogd, 2004; critical of the concept Ortmann, 2010, pp. 20 f.; critical of the use of the concept Tacke & Kette, 2015, pp. 70 ff.). The basic idea behind this is that every organization depends on deviation from formal rules in order to function. Thus, deviance appears as a normal concomitant of organization. The contradiction between formal order and informal deviation is incorporated into the norm order of the organization. Deviance and non-deviance are then justified at the same time (Luhmann, 1999). However, this idea of organizational crime as "useful illegality" has so far received little empirical grounding (but see for exemplary analyses of the Siemens corruption case and other corruption cases Bergmann, 2014; Klinkhammer, 2011, 2013; Pohlmann et al., 2016). In the Anglo-American discussion, the concept of organizational crime has been conceptually elaborated further (see in particular Ashforth et al., 2008; Ashforth & Anand, 2003; Brief et al., 2001; Joshi et al., 2007; Palmer, 2012; Pinto et al., 2008; Vaughan, 1999, for a summary also Campbell & Göritz, 2014). Here, the focus is not on the calculus and preferences of the perpetrators. Rather, organizational practices are assumed to be internalized and often practiced "mindlessly" (Palmer, 2012 p. 129).

This also is true for systemic corruption. It is institutionalized as practices useful to the individual and the organization. They are oriented toward organizational incentive systems and the unwritten rule expectations in the organization (Ashforth & Anand, 2003; Palmer, 2012).

Individual deviance, on the other hand, refers to occasional violations, with which individual actors inadvertently, negligently or purposefully deviate from the internal rules of the organization, regulations or laws. Such occupational crimes may even entail fraudulent harm to the organization and might be carried out for the purpose of illegitimate or illegal personal enrichment (Braithwaite, 1985; Green, 1990). They are not covered by any collectively acknowledged, unwritten rules within the organization. Individual and organizational deviances are not mutually exclusive; instead, their relation is a relevant empirical question.

2.2 State of the Art

In this chapter, COVID-related corruption in Rio de Janeiro is understood within its context. We refrain from adopting a normative perspective on the consequences of illicit activities like malfeasance in public office and follow the storyline of the investigations in an explorative and inductive strategy, based on patterns emerging from the data. Prior to ours, case study designs have been carried out to investigate the flow of resources from the private to public sectors in the Italian scenario (Della Porta & Vannucci, 1997), and the nature of corruption in the Netherlands (DeGraaf & Huberts, 2008). Previous research by some of the co-authors addresses corruption in Brazil with the aid of case studies on companies, politicians, and corruption probes (Pohlmann et al., 2019; Valarini, 2021; Valarini & Pohlmann, 2019; Valarini & Trombini, 2021). The novelty, that recommends caution, is that the case study here presented is an ongoing one, with not all verdicts having been returned at the time of the writing of this chapter.

3 Research Design and Methods

With this case study, we are considering only a sample of a much broader reality of practices denounced as irregular across the Brazilian landscape and investigated for other endeavors in other contexts (Jorge, 2021; Pohlmann et al., 2019; Trombini, 2021; Valarini, 2021; Valarini & Pohlmann, 2019; Valarini & Trombini, 2021). Our questions, drawn on the basis of the corruption scandal uncovered in the state of Rio de Janeiro, are about the factors and mechanisms that enabled a particular group comprised of members of the political and economic elites to resort to illegal means. What are the continuities and changes related to public procurement graft uncovered in this case of coronavirus-related corruption? And to what extent can this be generalized to other sectors, regions and crisis situations? The examination of the case is through evidence generated by Brazil's national integrity systems, particularly control and enforcement bodies.

We are applying a content analysis of court-related documents that are produced for non-academic purposes, circumscribed by rationality and evaluation of the members of the control organs and judiciary. Such data, e.g., in criminal records, personnel files, or press reports, may deviate largely from actual events and occurrences (Kersting & Erdmann, 2014; Peter & Bogerts, 2010), sometimes without our being able to determine to what extent they do so. It is therefore important to analyze the orientation and collection modalities of the agencies, organizations or individuals generating the data. This is the only way to assess the data situation in a content analysis and to place the documents in their context. We must always consider the logic of representation and the systems of relevance in the field that generates the material.

A content analysis of the documents first of all allows conclusions to be drawn about the media, organizations, actors and how they present certain topics, according to which procedures they generate texts or images and which relevance systems they set up. Only in elaborate qualitative procedures can one draw conclusions – still with great caution – about the underlying social facts, and collective mindsets. If, for example, courts create facts through judgments, then we can say a lot about the facts created by the court in a content analysis of the court judgments. But if, for example, the court states the motives of the defendant(s), this may say nothing about the "true motives", but only about the motives legally attributed by the court. It is important to keep this difference in mind. Sociologically, the documents selected for the present investigation are appropriate for different reasons: (a) they report the corrupt scheme and showcase the involved actors; and (b) they bring different perspectives of evaluation about the conduct, values and principles of action of the participants, whereby informal rules are communicated and can be reconstructed. Furthermore, our usage of the documents produced by the machinery of law enforcement does not aim to reconstruct the truth, but rather to cast light on the modus operandi behind the misconduct.

As to the methods of analysis, because judicial investigations have not yet been concluded and given the multiple narratives coexisting – those of control agencies, of prosecutors, of defendants collaborating with authorities, of defendants who deny any wrongdoing, of whistleblowers and witnesses – we have decided for an explorative study. As such, the case is unknown at the outset of the investigation, but delineates itself in the course of the exploration. According to Barney Glaser and Anselm Strauss, these kind of studies are based on the premises of grounded theory (Flick et al., 2017). In that sense, the case will be retold on the basis of an inductive approach, in which we are not oriented by theoretical premises or on predefined hypotheses. Alternatively, the systematic analysis of the almost 30 h of video allowed us to focus on the main elements of the Rio de Janeiro plot (2020-the time of concluding this chapter) – narrated from the viewpoint of different speakers in the criminal procedures who underlined the informal rules established inside of that government, and in particular across the interaction with the private sector.

We have put together a dataset comprised of three court records (*Operation Merchants of Chaos, Favorite* and *Tris in Idem*), reports from two administrative proceedings (before the Court of Audits and the State Assembly of Rio de Janeiro) and the video sessions of the Special Tribunal regarding governor Wilson Witzel's impeachment. They amount to 1.161 pages of official documents and 27 h of video recordings and represent the entire universe of data available on the corruption allegations that are accessible to the public. At the jurisdiction of the Superior Court of Justice a few of the documents are under judicial secrecy, but by combining the different layers of investigative procedures a comprehensive outlook of Rio de Janeiro's situation is made possible. A complete description of the data is found below in Tab. 1.

4 New Opportunities

Our dataset has structured the reconstruction of the corrupt scheme established in the State Health Secretary of Rio de Janeiro in respect of measures applied to counter the COVID-19 pandemic. The analysis of the three different sets of documents sheds light on existing formal and informal rules among a particular group interacting in that state bureaucracy since (and a few before, as we will see) March 2020. This roadmap entangles politicians, businesspeople and civil servants actively interpreting standards of conduct, often by following some subset of rules and evading others, for a wide range of reasons. The analysis supported the identification of factors that facilitated the misconduct, as well as emerging interaction patterns between the characters involved in the plot. Inferences about changes and continuities related to corruption in Rio de Janeiro are sketched on account of the information assembled with the aforementioned official documents.

In short, to summarize the judicial, administrative and impeachment procedures related to the fight against the coronavirus, two main strategies employed by the Rio de Janeiro

Tab. 1 Description of the Sample

	Court records			Administrative Proceedings		Impeachment process
Origin	Superior Court of Justice: • INQ1883	Federal criminal case: • 5010476–42.2020.4.02.5101	State criminal case: • 0116543–83.2020.8.19.0001	Court of Audits: • 102.199-/2020 • 102.605-/2020	State Assembly: • 5.328/2020 • 5.360/2020	Mixed Tribunal investigating Wilson Witzel
Format	• 2 indictments • 1 decisions	• 1 indictment • 1 pretrial detention decision	• 1 indictment	• 1 report on irregularities • 1 report on damages	• Final report of the Special Commission	• 5 video sessions
Author	• Federal Prosecutor Lindora Maria Araújo • Minister Benedito Gonçalves	• Federal Prosecutors of Car Wash Task force Rio • Judge Marcelo Bretas	• State prosecutors from Specialized Action Group to Fight Corruption (GAECC)	• Staff of Rio de Janeiro's Court of audits	• State Deputy Rodrigo Bacellar	• 5 state deputies • 5 appeal justices questioning 22 witnesses
Length	• 477 pages	• 303 pages	• 108 pages	• 196 pages	• 77 pages	• 27 h

Source: Developed by the authors based on the official data available at JFRJ, TJRJ, ALERJ, TCE-RJ 2020

state government are under suspicion of corruption: 1) the purchase of medical supply like pulmonary ventilators; and 2) the implementation and operation of field hospitals, temporary facilities set up to treat COVID-19 patients. In the first case, the suspicion is that contracts were overpriced. This first scandal came to light thanks to an operation by the Public Prosecutor's Office of Rio called *Mercadores do Caos* (Merchants of Chaos), which led to the arrest of the former adjunct secretary of health Gabriell Neves. In the case of the field hospitals, evidence suggests bid-rigging in favor of a healthcare company, owned by a businessman called Mario Peixoto, who held many contracts with the state administration. Despite state investment of R$ 836 million reais, instead of seven field hospitals, the social health organization (OS, that stands for *organização social* in Portuguese)[1] called Iabas, an acronym for Institute of Basic and Advanced Health Care, delivered only two of such medical facilities. The forecast was that seven field hospitals would be finished by April 2020. Iabas was also hired for building field hospitals outside the city of Rio, like in Duque de Caxias – where a field hospital was never inaugurated. According to the investigations, Mr. Peixoto is a kind of hidden partner of several companies and entities that have been negotiating overbilled contracts with public authorities since the times of former governor Sergio Cabral. In the course of the investigations, the head of Rio de Janeiro's office, Wilson Witzel, had his duties as governor suspended by a judicial ruling grounded on his involvement with the above summarized malfeasance in the course of the COVID-19 pandemic. As will be detailed further, Brazilian control agencies, which are part of a larger national

---

[1] Apart from Rio de Janeiro, several Brazilian municipalities expanded access to health services by means of partnership with the Social Health Organizations (OSSs), entities of the third sector which provide services under management contracts made with the direct public administration, and which specify the objectives and targets to be achieved (Silva et al., 2016).

integrity system (see Pope, 2000 for a conceptual definition and Speck, 2002 on the specifics of the Brazilian case) found robust evidence that the Health Secretary was co-opted by business and partisan interests, in detriment of the welfare of the general population, reflected at sub-optimal decisions for fighting the coronavirus.

4.1 Administrative proceedings: overpriced contracts with repeat players

Regarding control agencies outside the Judiciary, there are two sets of investigations: one at the State's Court of Audits and another at the State Parliament. Both procedures have already been concluded and their findings helped to launch the judicial proceedings that followed. The written documents they yielded will be discussed below.

In May 2020, two State Congressmen denounced to Rio de Janeiro's Court of Audits (TCE/RJ) the suspicion of overbilling in the purchase of equipment to fight the pandemic COVID-19 in 2020. The contracts, under the auspices of the Rio de Janeiro's Secretary of Health, would have been awarded in violation of regulations on public bidding, although the "state of calamity" exempts some regulation due to the emergency character of the acquisitions (as will be outlined in section 4.1). Two public contracts motivated the concerns of the deputies, both from the political party named NOVO[2] (in the Portuguese acronym) or "NEW". In one of them, the state bought 210.000 units of the anesthetic Fentanyl Citrate for R$ 12.50 each from a particular company, even if in the Ministry of Health's price

---

[2] NOVO is a political party that stands unabashedly for liberal matters, such free markets, a minimal state, fiscal responsibility, equality before the law, less privileges for the elites, lower taxes and a focus on individual liberties.

database, the average amount paid by the government to buy that product is R$ 7.30. The same company provided 210.000 units of the sedative Midazolam Hydrochloride to the secretariat for R$ 10.50 each, while in the federal database, the price is R$ 7. Another company offered 100.000 units of the antibiotic Clarithromycin for R$ 120 each, however, the average price is R$ 40, one third of the value. According to their calculations, the combined overpricing values would have led to a loss of R$ 10 million to the public coffers, in the most conservative of scenarios. When reporting their congressmen's initiative, the party published a note saying "Supervising public spending is a commitment of the elected members of NOVO. With the pandemic, more than ever public management must be efficient and transparent. Resources must be used with transparency, responsibility, and management" (GLOBO, 2020a).

Subsequently, the Court of Audits conducted technical investigations. They found five different irregularities: (a) contracting of companies notoriously inapt to the fulfillment of the contractual object; (b) illicit directing[3] in the contracting, with flagrant deviation of purpose; (c) contracting without an adequate price estimate; (d) contracting without demonstrating the real demands of the quantity to be acquired, by means of estimation techniques; and (e) total overpricing of R$ 123,588,000.00 in the acquisition of pulmonary ventilators. The reports emphasized not only the damage caused to the public treasury, but also the health risk to which the entire population of Rio de Janeiro was put – given that apart from being overpriced, equipment acquired were in flagrant nonconformity with the necessary technical specifications for the fight against the new coronavirus.

In terms of liability of the staff ahead of the handling of the pandemic in the Health Secretariat, auditors concluded:

---

[3] Meaning targeting the competition to the benefit of one particular competitor.

"The serious conduct adopted (by the secretary and the executive undersecretary) is evident in the face of other audit findings, such as the total lack of justification by the contractors, with indications of illicit directing of the contracts and even fraudulent market research; the making of advance payments without guarantees; therefore, configuring, at the very least, a gross error, provided for in art. 28 of the LINDB, along with willful misconduct (*dolo*), as a requirement for the accountability of public officials" (Court of Audits 2020, p. 25).[4]

With respect to damages caused by public officials intentionally or by a wrongful conduct, assessed in administrative improbity claims, the concepts of intent and will (or malice) are paramount. In the narrative of the Auditing authority, investigated agents could not avail themselves from liability because of their level of diligence below the threshold of reasonable. In the legal tradition in which the Brazilian judicial system is rooted, the standard of care relies in the figure of the average man or of the *bonus pater familiae,* with whom a comparison of the conduct should be drawn.

Damages having been characterized, the Court of Audits established that "the Executive Undersecretary of Health, Mr. Gabriell Neves, figuring in the condition of expenditure manager, was the one who authorized the continuation of the feats without the realimization of price estimates" alongside with "The State Health Secretary at the time, Mr. Edmar Santos, in the core of his omissive conduct (culpa *in eligendo* and culpa *in vigilando*), did not adopt measures to remedy the hiring processes, even after being informed on 04/07/2020 about the content of the Technical Note 01/2020 of this Court" (Court of Audits 2020, p. 54). The report resumed with a request for the defense to present their reasons for the irregularities before the court. The State's accusatory organ, or Public Ministry, had already succeeded in obtaining a favorable decision to a pretrial

---

[4] All quotations from official documents are translated by the authors.

detention of a number of the accused from the Health Department. The specifics of the judicial plot are presented in the following sub-section.

4.2 Court proceedings: three jurisdictions, a common pattern

Before the whole scheme of corruption related to Rio de Janeiro's Health Secretariat was more thoroughly uncovered, suspicious activity had led to the first operation to investigate fraud, titled *Merchants of Chaos,* launched in April 2020. Benefiting from administrative evidence, the investigation was initiated for possible overbilling of at least R$ 4.9 million in a R$ 9.9 million worth contract signed with a company to acquire devices purchased for more than double the price on the Brazilian market. An adjunct secretary from the State Health Department was arrested in May 2020 and other civil servants were investigated for "diverting, for personal benefit and for the benefit of third parties, funds from the Rio de Janeiro state treasury destined for emergency purchases and without bidding, resulting from efforts to combat the pandemic COVID-19, such as the purchase of pulmonary ventilators for use in patients with the so-called coronavirus". Following the lawsuit, the appointed Secretary, Edmar Santos, was arrested in July (1st Specialized Criminal Court of Rio de Janeiro Janeiro 2020).

Joining efforts with the federal jurisdiction, in May 2020, the State and Federal Prosecutor's Office and the Federal Police launched *Operation Favorite* to investigate a criminal group that overbilled for services rendered to several Emergency Care Units (UPAs) in Rio de Janeiro in the pre-pandemic period. Pursuant to the indictment from June 4th, 2020, the crime of embezzlement of almost R$ 4 million from public health funds had taken place by means of over-invoiced payments to a company responsible for the supply of food products to the state health units. The detour of resources ended up jeopardizing the assistance to the population in the pandemic.

Under the nucleus of an influential businesspeople who had several contracts with the public administration, Mario Peixoto,[5] both the current governor Wilson Witzel and a former one, Sergio Cabral, were cited as participants, and beneficiaries, of the scheme. According to the Prosecution, Mr. Peixoto paid bribes to members of Rio's Legislative Assembly and board members of the Court of Audits since 2012 to avoid oversight into tenders held by the Health Department and other public agencies with social health organizations (OS). The judge in charge of the 7th Federal Criminal Court of Rio de Janeiro issued arrest warrants against the defendants (Federal criminal case 5010476–42.2020.4.02.5101, Rio's federal jurisdiction) writing that "the criminal organization seems to be taking advantage of emergency contracts in the health area (to fight the novel coronavirus) to get rich at the expense of the public coffers". To justify the pretrial detention of the accused, he continued:

> "It is extremely reprehensible and immoral to use a pandemic to raise huge amounts of money through illegal contracting. It is worth reflecting whether such misuse of public funds does not contribute directly to the increase in the number of deaths by Covid-19, since the public health system is unable to absorb the number of patients for lack of the necessary equipment" (Federal criminal case, Federal Judge Marcelo Bretas, Decision from May 7th, 2020, p. 5).

Judge Marcelo Bretas forwarded the evidence concerning governor Wilson Witzel to the superior jurisdiction, located in Brasília, because his rank as governor entails a privileged forum pursuant to the Brazilian legislation.

To conclude, a third operation surrounding COVID-19 in Rio is *Operation Placebo,* or *Tris in Idem,* because alongside the

---

[5] The businessman Mario Peixoto is suspected of controlling different organizations, among which Iabas that held public contracts with Rio's government and also with other state entities like the city of Duque de Caxias.

incumbent, the two previous governors were also investigated on correlated corruption charges. It was launched on May 2020, upon authorization of the Superior Court of Justice (Inquérito 1338, Minister Benedito Gonçalves). The Minister suspended Rio's state governor Wilson Witzel from office on August 28th 2020 out of concern he might interfere with the criminal investigations. The Inquiry aims to investigate possible irregularities in the execution of the Rio state program to combat COVID-19, where several contracts were allegedly signed at above-market prices.[6] Mario Peixoto's endorsement of Wilson Witzel's electoral campaign in 2018 "gave the businessman strong influence in the government, in other words, a large portion of contracts with the state government", as stated in the indictment. When already in office, the receipt of undue advantages by the governor would have occurred by means of honorary fees paid to his wife, a lawyer who was hired for about half a million reais by a company controlled by operators of Mr. Mario Peixoto. In September 2019, one month after the signing of such contract, disguised as "legal service", there was a change in Wilson and Helena's matrimonial property regime. The change towards the regime of universal community of property would be circumstantial evidence of collusion between businessman and electoral donor Mario Peixoto, and elected governor, according to Federal Public Prosecutor Lindôra Maria Araujo (Fig. 1).

The "use of new opportunities" associated with the combat of the novel coronavirus also happened in other Brazilian state

---

[6] The Office of the Federal Prosecutor of the Republic in Rio de Janeiro obtained an intercepted dialogue regarding the act of revocation of the disqualification of a Social Organization named UNIR SAÚDE, indicative of a possible illicit agreement between Mario Peixoto with Governor Wilson Witzel, since the governor granted the hierarchical appeal presented by the organization and revoked the SES/SECCG Ordinance SES/SECCG n. 664/2019, which disqualified the entity, on the ground of convenience and opportunity, demonstrating strong likelihood of the existence of adjustments for the embezzlement of public money (fls. 73/74).

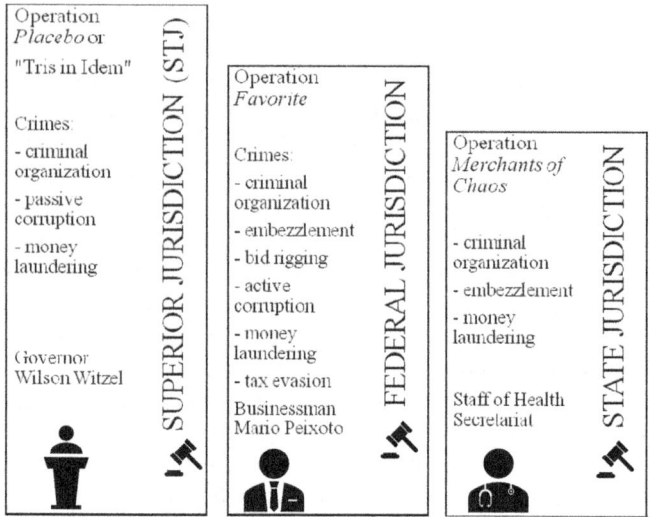

Figure 1 Court proceedings involving Rio de Janeiro and public tenders to counter COVID-19. (Source: Representation by the authors using data from court records)

governments, what led us to consider how widespread and institutionalized the corrupt relationships between political and economic groups are. Since April 2020, investigations into cases of embezzlement of COVID-19 funds have spread to at least 11 states, plus the Federal District. Mayors and governors are investigated. Apart from Wilson Witzel in Rio, the Federal Police searched the home of governor Helder Barbalho (MDB), from Pará, to investigate fraud in the purchase of medical equipment during the pandemic. The Public Ministry of Pará asked for the removal of the state governor, Mr. Barbalho, and compensation for collective damages against nine other people, for administrative misconduct. There are also ongoing investigations involving the governments of Amapá, Amazonas, Distrito Federal, Pará, Paraíba, Rio Grande do Sul, Rondônia, São Paulo, and Santa Catarina. In some states, staff from the Health Departments have even been arrested or removed from their posts under suspicion of corruption. In Santa Catarina, Governor Carlos Moisés (PSL) is facing two impeachment requests in the Legislative Assembly for alleged irregularities in the health area. The suspicions have already led to the fall of two state secretaries, in addition to the opening of a Parliamentary Inquiry at the State Legislative branch (GLOBO, 2020b).

5 Systemic Corruption

Having reconstructed the case of Rio de Janeiro, we will now inquire the findings on the basis of non-random patterns surrounding public procurement in that particular state administration and unity of federation. Given that the issue of continuities (national and regional) came to the fore, the question addressed below activates elements found at the center and in the peripheries of COVID-19-related wrongdoing in Brazil. An unexpected discovery was the configuration of systematic corruption identified, considering that the governor himself was elected on an anti-corruption platform. Non-surprisingly, public procurement, the government activity of purchasing goods and contracting services and works, is a domain that depends on regulation to create obstacles for corruption. Even so, we will pursue an investigation that starts with objective, structural disincentives, and proceeds to more abstract, social constructs. Outside the realm of discourse, when we talk about systemic corruption, five elements should be considered:

(1) Formal rules, law and structures enabling corruption and other criminal activities
(2) A field of organizations and networks with a historical record concerning corruption, with institutionalized bad habits and a cultural repertoire of wrongdoings;
(3) A seminal criminal setting based on a cross-over of different societal sectors, that allows corruption to emerge when new opportunities arise, and to diminish, when not. There

are always different actors, and different sectors involved, depending on the opportunity structure of wrongdoings;
(4) A temporary criminal organization or network, that allows coordinated action for the time being, but must not be institutionalized like the Mafia, or in the case of drug gangs; it emerges, stays for some time, and falls apart. The next time, the organization or the network will not be identical to the former one.
(5) The criminal organization or network is built by actors who possess different interests. Intentions and objectives are combining personal enrichment with community-related interests, but always at the expense of the general public.

By stitching a web of formal and informal rules, we are departing from the elements enunciated above to adopt a five-pronged strategy when assessing misconduct by three particular groups of actors: businesspeople, politicians and civil servants of the State Health Secretary of Rio de Janeiro. First, the changes in the regulative order, i.e. the emergency regulation, are presented. Then, the record of this state bureaucracy and the role played by its members (based on trust, non-technical, non-professionalized, political crony) are outlined. Third, the existence of a setting with interchangeable sectors and actors is assessed. Fourth, the non-permanent and chameleonic feature of the criminal network becomes the central issue. Subsequently, and to conclude, the incentives of the participants to act in conformity with personal and group interests will come into play.

5.1 Formal rules, law and structures enabling criminal activities

Amid the coronavirus pandemic, the members of the Health Secretariat were confronted with a crisis: under strain to perform better and faster, albeit with limited resources. In accordance with the audit report regarding the COVID-19 contracts "as the agency responsible for the management of the crisis policy in the State of Rio de Janeiro, the SES (State Secretariat of

Health) suffered significant impacts in its routine in order to meet the emergency demands required in the fight against the new Coronavirus". Overwhelmed with cases, like other national bureaucracies, the Brazilian one had to cope with the means at its disposal – except that the State Health Secretary of Rio de Janeiro (SES-RJ) had been undergoing a long process of dismantling along the last decades. Changes in the form of contracting professionals for the public health, precariousness of the career due to temporary contracts and low salaries of health professionals as well as the management's outsourcing of state hospitals has been reported (Peres et al., 2020). Because of the exceptional circumstances posed by the pandemic, the demands for specific medical supply were a novelty: "the technical characteristics and the specificity of the object contracted (pulmonary ventilators), whose nature is not common when compared to the daily acquisitions made by the Government, contributed to raise the level of difficulty" (Court of Audits, 2020 p. 14). But the difficulties to navigate in a complex of regulations was not only encountered by analysts from the Court of Audits cited here.

In the Brazilian federalism, the Union (the federal entity in which most powers of the Republic are concentrated) holds exclusive legislative competence for enacting rules for tenders and contracts, as the General Law of Public Bidding and Administrative Contracts, even if they should be applied by any entity of the federation. Attempting to weather the COVID-19 pandemic, a Federal Law, No. 13.979 was passed in early 2020 and complemented by Law 14.035/2020 in August. They specifically provide for the procedures to acquire goods, services, and supplies related to COVID-19 in the context of the pandemic. The new regulation on procurement, valid until the WHO stops considering the virus a "public health emergency", created a new possibility of bidding exemption, which is temporary (art. 4, § 1) and specific to face the public health emergency of international importance resulting from the coronavirus. It exempts bidding for the acquisition of goods, services, i.e. including engineering services, necessary to build field hospitals, and inputs to confront the crisis. In these occasions, the general rules of exemption to bidding (Law 8.666/1993) must be observed, under penalty of incurring, both the public manager and those who benefited from the illegal waiver, in the respective penalties.

Instead of demanding *ex ante* controls, limits to administrative discretionary when contracting with private companies under such exceptional modality were provided for *ex post,* pursuant to art. 89 of the Bidding Act, where waiver of bidding procedures not in accordance with the cases established by law or the non-compliance with the formalities required is considered a crime. Extraordinary situations require extraordinary measures, otherwise they risk spoiling the exceptional ends to which the new rules were envisioned serving in the course of the pandemic. In that spirit, "the incidence of norms that, in any way, conflict with the *mens legis* of the new regulation (statutory law applicable to emergency contracts intended to confront the new Coronavirus pandemic) or impose on the manager obligations that are disproportionate to the plexus of attributions required of him at this time, must be prevented" (Nota Técnica n° 01/2020 of Rio de Janeiro's Court of Audits).

In terms of increasing practices of controlling and monitoring related to the public investments and decisions, Brazil's transparency portals disclose federal expenditures related to COVID-19 (as demanded by law) and the Office of the Comptroller General (CGU) created an exclusive channel through which the population can report suggestions and complaints about services provided or about the performance of public servants' actions related to COVID-19, such as lack of hospital supplies or personal protection equipment. Besides, civil society organizations have developed initiatives to review government actions related to the pandemic. One example is the Health Ethics Institute, a non-profit organization of companies and institutions committed to preventing corruption in the health industry, which also makes use of an anonymous hotline for whistleblowing on abuse or fraud related to and during the pandemic. Acts of corruption have become more visible in Brazil, also thanks to civil society organizations and the press (LCCER Report, 2020).

Brazil's chapter of Transparency International declared that "the pandemic allowed governments to spend significant resources very quickly while internal controls were relaxed due to the emergency", which "ended up creating a perfect storm for corruption". We disagree with such a simplistic account that "opportunity makes the thief", since, at a closer look, Brazil's emergency regulation is not as absent of scrutiny as it seems. The law waives the need to present preliminary studies when dealing with common goods and services needed to address the emergency of COVID-19. However, for purchases of more complex medical equipment, prior to a waiver there must be evidence and well documented concrete circumstances for the contracting, as well as proof of suitability of the procedure adopted relative to the exceptional cases brought by the law, indicating the reasons that led to the choice of the public manager. A technical preliminary study needs to be presented, in the form of a term of reference[7] or basic project, which must contain the necessary and sufficient elements, with adequate precision, to characterize the object of the bid.

In cases of extreme necessity, the price estimate may be waived, meaning that higher prices in the estimation should not hinder acquisition of equipment in high demand, like oxygen cylinders, as long as there is express justification from the competent authority explaining the price variation, oscillation, or waiver. When the regularity of the conduct or validity of an act practiced in the exceptional circumstances above outlined are to be audited by the control organs, the concrete obstacles of the manager and the practical circumstances that limited his action will be considered (art. 22, Decree-Law 4657/42). This explains the above cited claim from Rio de Janeiro's auditors of

---

[7] Law 13.979/2020 does allow for a simplified term of reference, but it still requires (a) statement of the object; b) simplified justification for the contracting c) summarized description of the solution presented d) contracting requirements e) measurement and payment criteria; f) budget adequacy; and g) price estimates based on minimum parameters defined by law.

how challenging their assessment on the state's Health Department was.

In light of this, here is the irremediable need for the formalization of emergency contracts under the aegis of law 13.979/2020 to be accompanied by due grounds, containing an indication of the reasons, circumstances, precautions and steps the public manager has taken, which guided the adoption of a certain solution deemed the most adequate possible in that scenario, always aiming to better serve the public interest. Against this background of a pressing need to formalize emergency contracts with the adequate documentation, we observe in this case study that a mere sense of opportunity does not fully explain the picture. Indeed, purposive and goal-oriented individuals, wanting to take advantage of the situation, found the necessary incentives at the pandemic context, but this does not exclude conflicting logics from existing. The dialogue among one member of Mario Peixoto's nucleus and a colleague, cited in Operation *Favorit*e, is suggestive of classical opportunism:

> "Elcy: Bastard, another thing, the Court of Audits is going to come down hard on that. With this news that came out over there.
> Luiz: Calamity, Elcy, they are protected, Elcy" (Federal Jurisdiction, Indictment Favorite, p. 202).

Such excerpt is about revoking the disqualification of a social health organization named UNIR (see footnote 6) so that it could operate again as a contractor for the state of Rio de Janeiro in confronting the pandemic. As said by the responsible judge, the speaker trusted that the measure authorized by the "zero one of the palace", i.e. governor Wilson Witzel, would not generate any investigation by the responsible control organ, due to the current situation of public calamity (Federal Jurisdiction, Decision Favorito, p. 3). But the gambling made by members of the business nucleus turned out not to be successful in the end, and the administrative act requalifying UNIR was the ground to oust Witzel from office in August 2020, given that he was the authority signing it (Second Indictment, p. 211–217). As it was, the formal regulation in place did not leave many gaps[8], but it was allegedly defrauded in an orchestrated plot with plenty of loose ends for law enforcers to connect. The discretionary action taken by the then Governor illustrates that. Discretionary power stands for freedom of choice, which must be based on the agent's judgement of convenience and opportunity. The public agent, however, is expected to act in tune with the public interest, in a coherent and appropriate way, bearing in mind the constitutionally enshrined principles inherent to the Public Administration. By contradicting all expert opinions from the Health Undersecretariat, Wilson Witzel's actions were clearly subject to the subsequent external control.

Only a few of the emergency contracts by the state administration to counter COVID-19 (for which the flexible regulation applied) came to the bright field in the course of the investigations. The pattern behind them, however, suggests the interlocking between businesspeople on the one side as product and service suppliers and on the other side public officials with the authority to favor private or group interests in government tenders was preexistent to the pandemic.

5.2 The field of Rio's Health Secretary and their repertoire of wrongdoing

The investigated case involves a multitude of organizations, some of which are at the core of state administration and ahead of the sectorial policies, among which the Secretariat of Health,

---

[8] The COVID-19 procurement regulation authorized, exceptionally and with justification, the contracting of companies that have been declared ineligible or that have had their right to participate in bidding or contract with the government suspended, when it is shown that they are the only supplier of the goods or service to be acquired in question and they are related to the health crisis.

others are in a grey zone, like the social health organizations (OSs), entities of the third sector which provide services under management contracts made with the direct public administration, some are political parties and others are more market-leaned, closer to the classical economic organization ideal type. Our emphasis here, nonetheless, will not be on the assemblage, but on the institutionalized habits retraced at the state bureaucracy where wrongdoing was reported.

In the public contracts to deal with COVID-19, the binding between formal and informal regulations depended on the people intermediating technical and political deals. Those were largely based on either a commitment to providing a decent medical service to the citizens of Rio de Janeiro or a commitment to the political transactions in place. Our evidence indicates that the first group was comprised of civil servants sitting at the Health Secretariat, oriented towards professional concerns, while the second was activated by staff from the same department who sat as appointees, i.e. owed their position to political grooming (*apadrinhamento*), who oriented themselves towards instrumental concerns (theirs and of their groomers). We cannot discard that some of the members of the bureaucracy in question were neither supporters, nor contenders, but merely bystanders. Since the available documents are lacking in terms of the participation of some of the employees, whose testimonies were not disclosed, we focus on a division across political and technical behaviors, the first of "bad habits" in the sense of our systemic corruption definition.

One of the adjunct secretaries of the State Health Department reported a "complete disorganization in the health management structure" and lack of precise information which "affected the (medical) Assistance that was our technical area, gave us a certain instability to work and take care of the state's health". In her witness testimony she describes the regular flow of responsibilities and the deviations from it during the pandemic:

> "In the case of lung respirators for Intensive Care Units in hospitals, the term of reference regarding the quantity of such equipment

> should be prepared by the areas linked to the Undersecretariat of Integral Health Care Management. Such areas would then consult about the specifications of the products to the technical area specialized in the qualification of the material, or they could use the specifications of a similar product or even the same product purchased in a previous administrative process; then a technical opinion about the quality of the equipment should be issued (...)" (State Jurisdiction, Indictment Merchants of Chaos, p. 25).

From her standpoint, the situation changed after a new adjunct secretary was appointed at the outbreak of the pandemic (Gabriell Neves, the adjunct secretary who signed the overpriced contracts and was arrested at *Merchants of Chaos*). She insists that after January thirty-first, 2020, upon his arrival, the technical and executive branches of the Secretary no longer dialogued with one another. To counter the pandemic, the hiring of services and purchase of materials were made without consulting the technical staff, therefore procedures were not followed:

> "I was never asked about the respirators in regard to quantity; when there was the beginning of the purchase processes of respirators at no time the processes passed or were processed through the State Undersecretary of Integral Health Care Management, and at no time I was asked, provoked, consulted or had access to such processes, even informally (...)" (State Jurisdiction, Indictment Merchants of Chaos, p. 28).

Her statement was sustained before the Special Commission, when she emphasized that, in the context of the initial responses to the pandemic COVID-19, the decision making of the Health Secretariat neglected the technical branch: "we learned that field hospitals were going to be seven through the newspapers, but we weren't invited to participate. Respirators: the same thing". After disagreements with superiors, the civil servant in question was informed she would be exonerated from her position the following day.

The technical undersecretary of Rio's Health Department claimed they were shut out from the hiring processes and decisions were centralized in the executive undersecretariat, controlled by the newly appointed adjunct secretary, and there was a ban on communication between the undersecretariats. The technical staff was responsible for issuing the terms of reference – evaluation of purchases in regard to quantity and necessity –, but not for disqualification. Disqualification is a sanction and belongs to another body, the undersecretariat of General Comptroller. As already mentioned, one of the companies was technically disqualified by a joint decision of several internal organs and saw its appeal granted by the Governor, conjuring his discretionary power. After the investigation probe began, Wilson Witzel reversed his own decision and disqualified the social health organization once again.

In this scenario, top-down decisions and discretionary political power overtook a system that was designed to work properly. With the involvement of the Governor and the top echelons of the Health Secretary, both technical and internal controls within that state bureaucracy were superseded and suppressed. This shortcut, secured with the aid of patronage, served to overcome formal rules put in place to prevent wrongdoing and bad governance from happening. However, as the centralization style of conduction work process was known in the Heath Secretary, as well as the use of discretionary power as a matter of urgency or some form of politics, the illegal conducts uncovered have gained other opposing frames, much more palatable than outright bribery. Along with an ethos of responsibility, probably more recessive, another one characterized by forthright authority dominated the bureaucracy:

> "Because it is no use, I am not the owner of the truth, I have to have the evaluation of competent people. I can't just come and say: this person is going to go. Because this is the mistake of the Health Secretariat, whoever sat there became king. The one who sits as secretary becomes king. He ordered it to be done, do it. I don't think so. I think that every undersecretary has to have the responsibility in his sector to decide things as well, together. So, to say that the last word is mine, no. This has to be discussed here" (Carlos Alberto Chaves, third appointed Heath Secretary; Rio de Janeiro Court of Appeals, video session).

The text sequence above illustrates beyond the centralization and the top-down decision style model, the professional ethos of a part of the bureaucracy that has a more technical orientation. The dynamics of the Health Secretariat after the outbreak of the scandals offer a few examples along those lines. When Witzel's first appointee was exonerated, his successor stayed shortly and left on the grounds of never having seen "such a huge administrative debacle". Then a Colonel in the Fire Brigade took over, only to depart after the governor was ousted from office by the Superior Court of Justice. The third Secretary appointed was Carlos Alberto Chaves, a 70-year-old pneumologist famous for being a "sheriff in public management" (Amorim, 2020). When invited to take on the secretariat, Mr. Chaves said that "he was already retired", but decided to accept the "mission" to be accomplished and completed saying that he would not enter into a political process because "he is not a politician, but extremely technical" (Reynaldo, 2020).

The Secretary's statement favors Theda Skocpol's (Skocpol, 1979) proposition that the state works as an administrative apparatus, and that civil servants may act as if the state has interests of its own.

> "These kinds of contracts are very unreliable, they are not transparent. They put in X and when they had to complement X, they couldn't, so they started to decrease the quality, change the material, they tried to organize the money. It is impossible. You can't use the budget and make a *jeitinho* for the money to get into the house. Unfortunately, the contracts were poorly made, it was really in order to overprice it (...)" (Carlos Alberto Chaves, third appointed Heath Secretary; Rio de Janeiro Court of Appeals, video session).

Our speaker, the sitting Health Secretary of Rio de Janeiro, puts forward a suggestion that leans on technic:

> "I'm making certain controls that there won't be any more (of this), it's like a mousetrap, in quotes, you put your hand on it and it's going to be a problem. Because otherwise the same thing happens again.

So we must enter with defined controls and methods. You can't do *jeitinho* anymore, *jeitinho* is over, it's no longer possible" (Rio de Janeiro Court of Appeals, video session).

A social mechanism characteristic of Brazilian culture, that involves breaking rules, laws, or standards by dealing with particular problems, *jeitinho* alludes to a particular way of "creatively navigating social problems" (Duarte, 2006; Mello, 2012). Part of a "southern syndrome", *jeitinho* stands for Brazilians like *amiguismo* among the Spanish, Italians' *l'arrangiarsi*, and *l'arrangement à la française*, which, for culture-based explanations, is considered evidence that Latin and Catholic countries have a differential trust opposed to that found among a northern Protestant group of countries (Pujas & Rhodes, 1999). Regarding Brazil, scholars suggest this way of "overcoming bureaucracy" or "breaking the norms to attain a certain objective" is not always a threat to social order or synonymous with corruption (DaMatta, 1997). Nevertheless, in practice, the interpersonal strategies employed are troubling to distinguish between positive and negative *jeitinho* (Spalding, 2017).

According to pneumologist Carlos Alberto Chaves, the practices he encountered at the Health Department were not reliable, transparent, or efficient, apart from eventually being also qualified as morally reprehensible and criminal: "The person who acts corruptly in public health is worse than the person who puts a gun to one's head, those who use health for their own good are worse than thugs" (Rio de Janeiro Court of Appeals, video session). Testimonies of individuals who report a dispute of viewpoints concerning decision-making at the state bureaucracy suggest that rather than enmeshed uniformly, bad habits do face some opposition by civil servants of the technical cadres. Whether their presence alone is sufficient to deter misconduct is a different question, probably answered negatively, if we take the exoneration of one of such officers from an appointed superior as a hint.

5.3 A setting with interchangeable societal sectors and actors

Talking about systemic corruption is talking about criminal organization and organized crime as well. In a pattern of systemic corruption, there is usually more than a set of individual crimes, carried out by single perpetrators for personal gain, and rather a pattern of criminal organization, bringing together different parties from different sectors. Not to be confused with a criminal association like the Mafia or drug gangs, who have been in the center of criminal activities for some decades, it is more the criminal setting that allows many organizations and individuals to join forces, when new opportunities arise, and to fall apart again, when the opportunities vanish or the risks to be detected become too costly. By and large, the criminal setting is connecting different vibrant societal sectors like the economy, the political sector, the public administration, the judiciary, and some other sectors, like in our case the public health sector.

To explain the emergence of organized crime in the *carioca*[9] state administration, we must relate it to the history of wrongdoings in such organizational field. If it is systemic corruption, a long record of wrongdoings, with people being socialized in a context where normalization takes place, and some natural acceptance of different forms of misconduct exists. Rio de Janeiro, the focus of our study, has a convoluted history regarding good governance that precedes the health crisis created by the pandemic. Since the early 1980s, all of Rio's elected governors have been implicated in corruption scandals. Over the

---

[9] *Carioca* is the adjective used to designate the native inhabitants of Rio de Janeiro and things. Like the lyrics of the famous Bossa Nova song "Girl of Ipanema" that goes "She is carioca".

last 20 years, 6 heads of state were arrested, the last of which is the incumbent democratically elected in 2018[10]. Wilson Witzel, a former judge, took office as the sixty-third Governor of Rio de Janeiro. Elected by hitching a ride in Jair Bolsonaro's popularity, he also had a strong and clear right-wing conservative message, making campaign promises to be tough on corruption and restore respect for "law and order". The hope stemming from the idea of political renewal promoted by an outsider with a law and order background himself were soon dashed. On August 2020, the STJ (Superior Court of Justice) ordered his suspension from the post of governor of Rio de Janeiro due to suspicions of fraud and corruption in healthcare purchases during the coronavirus pandemic.

Still in Brazilians' recent memory, Carwash Operation unveiled a vast influx of money between businesspeople from construction companies, executives from state-owned enterprises and high-rank politicians. It was welcomed as a prelude to the confrontation of corruption through legislative means, spearheaded by a small group of law enforcers. At the Rio de Janeiro jurisdiction, the probe exposed a long-lasting pattern of misuse in public office to advance partial benefits and undermine collective goods coordinated by former governor Sérgio Cabral. Condemned in 13 criminal cases with penalties adding up to 294 years of imprisonment, Mr. Cabral, "the villain who looted Rio", was depicted as splurging public funds on jewelry, lavish parties and other luxury goods amid the worst economic recession in Rio de Janeiro. At the outset of the Olympic Games and the World Cup, the public administration would ask for clear-cut bribes and electoral donations in exchange for infrastructure works, securing a continuity in power. Federal judge Marcelo Bretas, who signed the verdicts, is also the sitting

---

[10] Arrested governors of Rio de Janeiro in the last two decades: Wellington Moreira Franco, Anthony Garotinho, Rosinha Garotinho, Sérgio Cabral Filho, Luiz Fernando Pezão.

judge ahead of *Operation Favorite,* involving a criminal group that overbilled for services rendered to several Emergency Care Units (UPAs) in Rio de Janeiro from 2012 to 2019. Alike here, the businessman at the center of the scheme is Mario Peixoto, except that his enterprises were benefited by acts practiced when another Secretariat, appointed by Sérgio Cabral, was at the Health Department. Similar activities to the ones denounced now, such as the issuance of discretionary acts on behalf of social health organizations controlled by Mr. Peixoto, already took place before Wilson Witzel chose his cabinet members (Federal Jurisdiction, Indictment Favorite, p. 73–79).

In terms of disincentives, the opportunity structures that COVID-19 brought are somewhat comparable to the flow of money that circulated in Rio before the 2 mega sport events of 2014, the World Cup, and 2016, the Olympic Games. Since March 2020, the volume of purchases flowing in a very short period of time exerts strain on the control organs that fail to do a real time inspection of what happens, something no tailor-made design is capable of remediating entirely. Thus, the external control organs, State and Federal Courts of Auditors, the Federal and State Public Prosecutor's Offices and Comptroller's Offices cannot absorb everything in detail, especially when the illicit deals are made secretly, through subterfuge and the backdoor between high-ranking State officials and businesspeople.

In general, factors that led to corruption in the midst of the pandemic have more to do with informal rules than formal ones. The emergency legislation on public procurement was enacted to create the necessary conditions for state administrations to be able to deal with the pandemic. Despite not leaving many legal gaps for contracting without scrutiny, it might have had a symbolic effect to anchor opportunists' instrumental ends, as seen in the dialogue between some of the involved: "where some see crisis, others see opportunity" (Brockner & James, 2008). An opportunity to exceptionally reacquire their qualification to participate in bids, to use their political favor and, counting on the overburdened and challenging nature of public administration, to evade internal and external controls against collusion and overpricing.

These two features of transposable sectors, either the infrastructure or health, and actors, nominated by former or current governor, confirm the third element that characterizes systemic corruption. Thus, the setting of connected societal sectors as an elementary component of systemic corruption is easy to detect, providing the basic foundation for the criminal organization that emerged out of this seminal criminal setting when COVID-19 opportunities did arise.

5.4 The temporary criminal organization or network

In short, the activities uncovered in Rio de Janeiro in the three procedures: judicial, administrative and political (impeachment), have a configuration comprised of three sets of actors: (a) politicians, mostly represented by Wilson Witzel, with occasional references to other partisan elites like Pastor Everaldo, the president of Witzel's party, and former governors; (b) businesspeople, represented by Mario Peixoto, a supplier of many of the contracts of Rio's state administration, alongside with smaller employees working on his behalf to sustain the business advantages; and (c) public officers from the State Health Secretariat, who are not mandate holders, being either civil servants, who enjoy job stability in the public sector, or appointees, temporary positions with increased turnover subject to partisan and cabinet control. As will be discussed below, this separation within the public bureaucracy is not a minor detail given that, to some extent, they operate as enablers or deterrents of rule-deviation.

To position the actual scheme reported in Rio de Janeiro and its participants, the activities uncovered at the level of the health bureaucracy do not suffice, and the helm of the scheme must be accounted for. Because of the scope of the investigation at the Superior Court of Justice, we have decided to present more details on that proceedings, as they involve the largest number of defendants, ranging from state officials at the Health Department of Rio de Janeiro to businesspeople and elected politicians.

Altogether, 16 people were charged at the Brasília jurisdiction, excluded repetitions. Classifying them in terms of proximity to the economic, political and administrative nuclei of the scheme, people of the business realm outnumber the others, with 9 individuals, followed by 4 from the realm of politics and finally 3 from the state bureaucracy. Two remarks are due: first, the administrative nucleus disregards holders of a mandate, like Wilson Witzel himself, who are counted as politicians; second, financial operators, or middlemen, are consorted with their "boss", meaning they work as a broker for the businesspeople, therefore in our classification those individuals are positioned in the economic nucleus. Interestingly, following the narrative of the indictments, there are operators at all three nuclei, including one acting on behalf of a civil servant from the Health Department.

In regards to procedures at the state and federal level, the greatest variance of individuals with organizational membership to the political, economic, and administrative nuclei is found at the Brasília jurisdiction, dealing with the offense of "criminal organization". Law No. 12,850 of 2013 deems a criminal organization to be an association of four or more persons structurally organized and characterized by a division of labor, albeit informally, for the purpose of obtaining, directly or indirectly, an advantage of any kind through the practice of criminal offenses whose maximum penalties exceed 4 years or which are transnational in character. According to the Federal Prosecutor's Office, Wilson Witzel was commanding one of such organizations that had the purpose of committing crimes at the expense of the State of Rio de Janeiro. Before reaching that conclusion, the accusatory organ delineates other activities deemed criminal in 2 indictments against 16 individuals, some of which answering for a combination of offenses like passive corruption, money laundering, and pertaining to a criminal organization.

The first indictment encompasses only part of the crimes investigated and allegedly committed by Wilson Witzel and other 8 individuals. The governor, his wife, and a State Secretary of Economic Development (who is not from the Health Department) were accused of passive corruption and money laundering. Mario Peixoto and 5 other people were charged with active corruption and money laundering. According to the Brazilian Penal Code, the crimes of active and passive corruption are both set forth in the chapter of crimes against the government, meaning they are associated with public interest. Passive corruption (Article 317) incriminates whomever solicits, receives or accepts any offer of an undue advantage made by virtue of the public function he/she exercises. Active corruption (Article 333) is the crime to offer or promise undue advantage to a public official, in order to influence him or her to perform, evade or delay an official act within the scope of his or her duties. For both offenses, the penalty ranges from 2 to 12 years of imprisonment. Alleged bribe givers correspond to members of the economic nucleus, while bribe takers can be withered from the political or from the administrative, depending on the circumstances.

The second indictment charges 12 individuals, 4 of which – namely the former governor, his wife, the state secretary, and one of the businesspeople – were already charged in the first. The businessman present in both indictments is not Mr. Peixoto, but another entrepreneur who had interest in obtaining facilities and protection in regard to contracts between his companies and the Rio administration. In the words of Edmar Santos, former State Heath Secretary, this individual of the economic nucleus of the scheme was also "the person with the most prestige and intimacy with the Governor" (Superior Court of Justice, second Indictment p. 11).

All of the 12 indicted were accused of participating in an organized criminal group under Witzel's command. The organization "had the purpose of committing crimes of active and passive corruption, fraud in public tenders and embezzlement, to the detriment of the State of Rio de Janeiro, as well as money laundering derived from these crimes, doing so overseas, especially in Portugal and Uruguay" (STJ, second Indictment, p. 341) Thus, the third component of a criminal organization as part of systemic corruption is also there.

5.5 Personal gains and partisan interests of the actors involved

According to the Prosecutor's estimates, as they aimed to collect a 5 % bribe from all contracts between the Social Health Organizations (OSs) and the State of Rio de Janeiro, this illicit scheme in the health area was expected to yield almost R$ 400 million by the end of the 4-years-term.

One of the turning points for the investigation was when Edmar Santos, former Health Secretary during Witzel' administration, came forward in June 2020 to negotiate a plea bargain with the Federal Prosecution, which consists of a confession and collaboration in exchange for leniency. The Health Secretary revealed "a sophisticated criminal organization installed within the State Government, repeating the criminal scheme practiced by the last two former Governors [Sergio Cabral and Luiz Fernando Pezão]" (Second Indictment, p. 7). To support the criminal architecture, and make sure that the concerted bidding directives were operationalized, illicit allowances were paid to the Secretariat employees (Second Indictment, p. 296).

Like standard operating procedures govern behavior, the natural path for institutions is to act in the future as they have acted in the past (Palmer, 2012, p. 129). More than simply affecting the strategic calculations of individuals, as we discussed above, also their most basic preferences and self-images are constituted by institutional forms. To look at informal rules and think about the case study not in terms of changes, but rather continuities, this section follows a view of institutional development that emphasizes path dependence. As *Tris in Idem* suggests, the relevance of the investigation lies in the fact that the scheme under Wilson Witzel came to substitute another one, led by the former governor Sérgio Cabral, which had just been disarticulated in Operation Car Wash. Sentenced to roughly 300 years of imprisonment, former governor of Rio de Janeiro, Mr. Cabral, was found guilty of diverting approximately

4 million dollars from public coffers in a scheme that involved a bribe rate of 5 % of all administrative contracts between the state and private companies (Valarini & Trombini, 2021).

The uncovering of grand corruption cases – in a bounded phenomenon that shared a "cash-for-contract" template across Brazil – has left an anti-establishment sentiment among the electorate, confirmed in the results of the 2018 polls. In Rio, Wilson Witzel, a political outsider, capitalized on the anticorruption slogan to win his campaign. Sitting at the governor's chair, Witzel manifested his desire to dispute the presidency in 2022, but found himself ousted from office amidst corruption charges. Ironically, according to law enforcers, the former judge was not immune to the disease he had championed to be the vaccine to (Valarini & Trombini, 2021).

Political appointments and electoral financing are two traits that persist in the power correlations in the Brazilian landscape. According to Edmar Santos, the whistleblower, Wilson Witzel partly attributed his electoral victory to the businessman Mario Peixoto. Also, shortly after leaving the career in the Judiciary in 2018 to fulfill the electoral requirements for running for office, Witzel formally worked as a lawyer for 4 months at the legal firm of a man who would later be nominated as State Secretary (indicted for his involvement at the STJ jurisdiction), from which he received R$ 412.308,37. At that time, the referred firm provided legal services to one of Mario Peixoto's companies, suggesting a connection between the politician, the middleman (or broker, i.e. operator in the terminology of the Prosecutors Office), and the businessman prior to the election (STJ, p. 6; Second Indictment, p. 332).

The interference of Mr. Peixoto in elections was not only true for the state of Rio de Janeiro. One of the Operations found messages in which the group was discussing support for candidates from cities in which the group had business interests in the 2020 municipal elections. Still under the previous governments, newspapers denounced the businesspeople, who held contracts totaling R$ 480 million with the state administration in 2014, of which many were tagged as "emergency", that is, without bidding (Leitão, 2014). Grievances from the press did not hinder the business from progressing and benefit from the public coffers. Recent data suggests that Peixoto's enterprises had R$ 920 million in active contracts with the government of Rio de Janeiro in 2020 (Resende, 2020).

Party support was a condition without which a political outsider had nothing but remote chances of being elected, and Witzel found it among the Social Christian Party (PSC). Its national president, a pastor in the Assembly of God Church, was also involved in the acts under the Superior Court of Justice jurisdiction. According to the proceedings, agreements among sponsors of Witzel occurred before he decided to leave his legal career in the Judiciary:

> "Wilson Witzel agreed with the group of Pastor Everaldo on a financial guarantee to run in the elections for the Government. The group then disbursed nine hundred and eighty thousand reais in cash until Wilson Witzel was discharged (as magistrate) and could launch his candidacy and, later, already during the campaign, another one million and eight hundred thousand reais" (Superior Jurisdiction, 2nd Indictment, p. 43).

Even if the negotiations preceded, their consequences arose after Witzel's arrival in office. Once installed, former sponsors, regardless if political or economic, confronted the governor with the expectation of him returning favors: "With Witzel's election, each group that had helped in the campaign sought to occupy their spaces in the Government" (whistleblower and former Health Secretary cited in the second Indictment, p. 18).

To acknowledge the interconnectedness between businesspeople, the state, and politics in this episode and others from Brazil's, historical analysis forwards the view that clientelism is a mode of control and utilization of political resources, and not a 'stage' related to development (Campello de Souza, 1976). Furthermore, not just cases in the scope of Operation Car Wash, but also many empirical studies about the interaction between political and economic elites in Brazil show how closely linked and wide reaching, across different economic areas, such as health, construction, energy sectors and others, they are. On exchange for political support – financing of political parties and electoral campaigns – politicians and public servants juggled public contracts (Pohlmann et al., 2019; Valarini & Pohlmann, 2019) and influenced the planning of public budgets (Bezerra, 2017, 2018). The interconnectedness attends general rules, such personal proximity, trust and loyalty and the maintenance of the "value ties" (Lazzarini, 2011) is crucial for both groups. The pattern leads to an understanding that the interaction between both sectors, in general mediated by public servants, is deeply institutionalized in the societal stock of knowledge accessed for these groups (Valarini, 2021).

In an interview given in March 2021, as of the writing of this chapter, Wilson Witzel depicted himself as a victim and said that "we are living a war of narratives". Confronted with the question of his guilt for the calamity situation, Witzel responded by referring to "the negationism of the federal government and the lack of support for the state governors". When the conflicts of interest between himself, his secretariat and businesspeople were brought up, Witzel said the Public Prosecution makes inferences (*ilações*) and takes for a fact the words of whistleblower Edmar Santos and others whose testimonies are just "say-so" (*diz-que-me-disse*). Drawing a comparison with former governor Sérgio Cabral, Witzel says his predecessor is a self-confessed defendant who has already been convicted for illicit behavior, whereas there is no conclusion from the Judiciary on his own culpability. He does rehearse a very modest *mea culpa,* in quotes:

> "I can't say that I got it 100% right, no one does, but we had serious problems with fake news, resistance to the installation of our hospitals. (…) I was contaminated with COVID, the situation was hard to manage, and even so we did all efforts to minimally do the construction of the hospitals. (…) Building field hospitals is not easy. The political decision that the politician has to take based on technical criteria was that we should build field hospitals. But I am not an engineer, or a doctor" (Dal Piva & Sabóia, 2021, online interview with Witzel).

The same strategy, to be victim of federal prosecutors and selfish businesspeople, former Rio' Governor Sergio Cabral also employed until his confession of the accused crimes while still under arrest and facing a 300-year prison term (Valarini & Trombini, 2021). Following the strategy "to be a victim of the federal government", one of Witzel's arguments about the ongoing investigation was that of political persecution. He accused prosecutor Lindôra Araújo, one of several from the Attorney General's Office (PGR) who signed his indictment, of having links to the Bolsonaro family, who after the election became his political adversaries and, so goes the narrative, had an interest in seeing him and other adversary governors ousted.

The ousted governor's defense strategy before the newsroom focuses on two pillars: a) generalizations: the continuities of problems in the state administration, like chronic scarcity of resources; b) decentralization: the lack of command over criminal bureaucrats who were acting for their personal enrichment. Witzel stresses that the control organs in his government were operating, and that, while in office, he was countering the "health mafia". He laments that while he is suspended, the mafia continues to operate in Rio de Janeiro. To be sure, he stressed that apart from a politician he is a jurist, and offers to explain some of the technical aspects of the legal documents to the reporters, due to the underlying complexity. Technique appears in the case study as a shield, in the defendant's words, and as a weapon, in the speech of staff from the Health Department.

6 Changes in the regulation and continuities of systemic corruption

The analysis of the corruption scandal inside the State Health Secretariat of Rio de Janeiro allowed us to reconstruct the interconnectedness between formal rules – the emergency regulation created to support measures related to the COVID-19 pandemic – and informal rules, or the underlying patterns to achieve organizational, partisan and personal goals. Apart from the political and economic elites, the state bureaucracy, by means of civil servants or appointees, has played an important role in the plot narrated, occasionally supporting or hindering the criminal activities.

After March 2020, the context did bring "new opportunities" through large amounts of investment in medical infrastructure, related equipment and supplies to allocate for treatment and to alleviate the burden of the population. Opportunism in times of crisis, and in particularly in the coronavirus pandemic, is not a problem of the Brazilian society alone (Gallego et al., 2020; Rose-Ackerman, 2021; Teremetskyi et al., 2021; Terziev & Georgiev, 2020). Crisis and emergency may increase the risks for corruption and the likelihood that control agencies will outperform, but it does not imply that wrongdoing will take place or that defective institutions are in place. On the contrary, this chapter was only made possible thanks to the functioning of control bodies in the national integrity system, which culminated in the impeachment of Wilson Witzel as of the writing of this chapter for COVID-related graft (Fonseca et al., 2021). Although the new bidding regulation enacted in Brazil allows to sign contracts with suppliers of medical-related equipment as well as medical infrastructure with a modified process, and in particular with above-average prices, the governors are not exempted from orienting their practices towards good governance and the fulfillment of Brazilians' welfare. The path from deontology's categorical imperatives to the preferred course of action chosen by the participants is far more intricated, though. Even if our analysis pointed no void in the regulative layer which would be conducive to an increase in deviant practices, some continuities at the level of opportunity structures were identified.

From our point of view, the key element to understand the misconduct are the existent informal rules that are established in the environment in which businesspeople, politicians and civil servants interact. They work as a behaviors' guideline for the groups of actors who perform in this particular environment. Informal rules can be understood as social knowledge, i.e. as cognitive and normative institutions that give meaning and stability, but also regularize and constrain social behaviors (Scott, 1995, 2003). They are driven by cultural patterns, social conditions and environments as well as are constituted and reproduced by social interactions established in a particular social context (Glückler & Lenz, 2018). Different from regulations, institutions affect the social interaction by constituting social beliefs and common knowledge (Bathelt & Glückler, 2014). The introduction of new regulations can generate different outcomes, because the social action remains related to the existing institutions (Glückler & Lenz, 2016). The informal rules reconstructed along the case study show: (a) the informal interaction between political and economic sector through overpricing public contracts and illegal financing of electoral campaigns and political parties through bribes; (b) public servants as intermediaries of the (illicit) interaction and managers of part of the corrupt scheme; (c) a scheme that retains the same modus operandi irrespective of the actors involved (individuals and organizations); (d) the outcomes serve the achievement of organizational and personal interests. The structure of rule-deviation seems to precede the arrival of governor Wilson Witzel in office, so that informal rules were institutionalized in this particular context and are followed by the participants that engage in certain job roles, like head of state, or appointed secretary.

Furthermore, the informal rules appear to be acknowledged by the actors involved in the relationship across the public and private sectors. Many other ongoing investigations in Brazil related to fraud in public contracts in the pandemic context offer strong evidence of the existence of institutionalized common practices, or, to a degree that is better assessed empirically, *systemic corruption.* They have motivated the setting up of a Parliamentary Commission of Inquiry that had to be greenlighted by the Supreme Court given the political headache it gave to Bolsonaro (Deutsche Welle, 2021). Such ongoing investigations and former scandals with similar practices make clear that the changes in the regulation and particularly the calamity in Brazil's overloaded health system could not break existing social patterns, in which the actions of political and economic actors are rooted.

References

Amorim, D. (2020). Médico com fama de xerife é o novo secretário de Saúde, o quarto em menos de dois anos no estado. *Jornal O Globo*. https://oglobo.globo.com/rio/medico-com-fama-de-xerife-o-novo-secretario-de-saude-quarto-em-menos-de-dois-anos-no-estado-24660131. Accessed: 21 April 2021.

Ashforth, B. E., & Anand, V. (2003). The normalization of corruption in organizations. *Research in Organizational Behavior, 25*, 1–52.

Ashforth, B. E., Gioia, D. A., Robinson, S. L., & Treviño, L. K. (2008). Reviewing organizational corruption. *Academy of Management Review, 33*(3), 670–684.

Assembleia Legislativa do Rio de Janeiro (Alerj). http://www.alerj.rj.gov.br/Visualizar/Noticia/49411.

Bannenberg, B. (2002). *Korruption in Deutschland und ihre strafrechtliche Kontrolle: Eine kriminologisch-strafrechtliche Analyse*. Luchterhand.

Bathelt, H., & Glückler, J. (2014). Institutional change in economic geography. *Progress in Human Geography, 38*(3), 340–363.

Becker, G. S. (1968). Crime and punishment: An economic approach. *Journal of Political Economy, 76*(2), 169–217.

Bergmann, J. (2014). Gescheiterte Informalität am Beispiel des Korruptionsfalls Siemens. In J. Bergmann, M. Hahn, A. Langhof, & G. Wagner (Hrsg.), *Scheitern – Organisations- und wirtschaftssoziologische Analysen* (S. 231–250). Springer VS.

Bezerra, M. O. (2017). Corrupção e produção do Estado. *Revista Pós Ciências Sociais, 14*(27), 99.

Bezerra, M. O. (2018). *Corrupção: Um estudo sobre poder público e relações pessoais no Brasil* (2ª ed.). Papéis Selvagens.

Braithwaite, J. (1985). White collar crime. *Annual Review of Sociology, 11*(1), 1–25.

Brasil, C. I. do. (2021). Fila de espera por leito de UTI bate novo recorde no Rio. O total de leitos entre UTI e enfermaria alcançou ontem 858 pacientes. *Agência Brasil*. https://agenciabrasil.ebc.com.br/saude/noticia/2021-03/fila-de-espera-por-leito-de-uti-bate-novo-recorde-no-rio. Accessed 30 April 2021.

Brief, A. P., Buttram, R. T., & Dukerich, J. M. (2001). Collective corruption in the corporate world: Toward a process model. In M. E. Turner (Hrsg.), *Applied social research series groups at work: Theory and research* (S. 471–500). Taylor and Francis.

Brockner, J., & James, E. H. (2008). Toward an understanding of when executives see crisis as opportunity. *The Journal of Applied Behavioral Science, 44*(1), 94–115.

Campbell, J. L., & Göritz, A. S. (2014). Culture corrupts! A qualitative study of organizational culture in corrupt organizations. *Journal of Business Ethics, 120*(3), 291–311.

Campello de Souza, M. do C. (1976). *Estado e partidos políticos no Brasil (1930 a 1964)*. Alfa-Omega.

Coleman, J. S. (1992). *Körperschaften und die moderne Gesellschaft. Scientia nova James S. Coleman* (Bd. 2). Oldenbourg.

Dal Piva, J., & Sabóia, G. (2021). Wilson Witzel fala sobre seu processo de impeachment no governo do Rio. *UOL Entrevista*. https://www.facebook.com/UOL/videos/151726476806283/.

DaMatta, R. (1997). *Carnavais, Malandros e Heróis: Para uma sociologia do dilema brasileiro* (6th ed.). Rocco.

de DeGraaf, G., & Huberts, L. (2008). Portraying the nature of corruption using an explorative case study design. *Public Administration Review, 68*(4), 640–653.

Della Porta, D., & Vannucci, A. (1997). The resources of corruption: Some reflections from the Italian case. *Crime, Law and Social Change, 27*(3–4), 231–254.

Deutsche Welle. (2021). Brazil's Supreme Court greenlights probe into Bolsonaro's COVID-19 response. *Deutsche Welle*. https://www.dw.com/en/brazils-supreme-court-greenlights-probe-into-bolsonaros-covid-19-response/a-57207028. Accessed 21 April 2021.

Duarte, F. (2006). Exploring the interpersonal transaction of the Brazilian Jeitinho in bureaucratic contexts. *Organization, 13*(4), 509–527.

Flick, U., von Kardorff, E., & Steinke, I. (Hrsg.). (2017). *Qualitative Forschung: Ein Handbuch* (12. Aufl.). Rowohlt.

Fonseca, P., Mandl, C., & Osterman, C. (2021). Rio de Janeiro governor impeachment confirmed over alleged COVID-19-related graft. *Euronews*. https://www.euronews.com/2021/05/01/us-health-coronavirus-brazil-politics.

Gallego, J. A., Prem, M., & Vargas, J. F. (2020). Corruption in the times of pandemia. *SSRN Electronic Journal*. https://doi.org/10.2139/ssrn.3600572

Globo. (2020a). Deputados do Novo protocolam pedido de impeachment de Witzel. Solicitação foi entregue pelos parlamentares à Mesa Diretora da Assembleia Legislativa do Rio de Janeiro (Alerj). *Jornal O Globo – G1 Rio*. https://g1.globo.com/rj/rio-de-janeiro/noticia/2020/05/29/deputados-do-novo-protocolam-pedido-de-impeachment-de-witzel.ghtml. Accessed: 15 April 2021.

Globo. (2020b). Secretário de Saúde de SC diz que respiradores alvo de investigação não serão usados para tratar Covid-19. *Jornal O Globo – G1 SC*. https://g1.globo.com/sc/santa-catarina/noticia/2020/06/05/secretario-de-saude-de-sc-diz-que-respiradores-alvo-de-investigacao-nao-serao-usados-para-tratar-covid-19.ghtml. Accessed: 15 April 2021.

Glückler, J., & Lenz, R. (2016). How institutions moderate the effectiveness of regional police: A framework and research agenda. *Investigaciones Regionales-Journal of Regional Research, 36*, 255–277.

Glückler, J., Suddaby, R., & Lenz, R. (Hrsg.). (2018K). *Knowledge and institutions*. Springer Open.

Gottfredson, M. R., & Hirschi, T. (1990). *A general theory of crime*. Stanford Univ. Press.

Green, G. S. (1990). *Occupational crime*. Nelson-Hall Chicago.

IBGE. (2010). Censo Brasileiro de 2010. *Instituto Brasileiro de Geografia e Estatística*. Rio de Janeiro. https://cidades.ibge.gov.br/brasil/rj/panorama.

Jorge, M. (2021). Lawyers as enablers of wrongdoing: Challenges faced by democracies regarding corruption and money laundering. In E. Valarini, M. Pohlmann, & S. Mitra (Hrsg.), *Organization, Management and Crime. Political Corruption and Organizational Crime: The Grey Fringes of Democracy, and the Private Economy*. Springer VS.

Joshi, M., Anand, V., & Henderson, K. (2007). The role of organizational practices and routines in facilitating normalized corruption. In C. L. Cooper, J. Langan, & R. J. Klimoski (Hrsg.), *New horizons in management. Research companion to the dysfunctional workplace: Management challenges and symptoms* (S. 235–251). EdwardElgar.

Justiça Federal da 2ª Região, Seção Judiciária do Rio de Janeiro. https://eproc.jfrj.jus.br/.

Kersting, S., & Erdmann, J. (2014). Analyse von Hellfelddaten – Darstellung von Problemen, Besonderheiten und Fallstricken anhand ausgewählter Praxisbeispiele. In S. Eifler & D. Pollich (Hrsg.), *Kriminalität und Gesellschaft. Empirische Forschung über Kriminalität: Methodologische und methodische Grundlagen* (S. 9–29). Springer VS.

Klinkhammer, J. (2011). Korruption powered by Siemens. Alte, korruptionsaffine Wertorientierungen in den Führungsetagen des Geschäftsbereichs Power Generation. In M. Pohlmann & G. Lämmlin (Hrsg.), *Neue Werte in den Führungsetagen? Kontinuität und Wandel in der Wirtschaftselite. Herrenalber Forum, Bd. 64* (S. 136–168). Evang. Akad. Baden.

Klinkhammer, J. (2013). On the dark side of the code: Organizational challenges to an effective anti-corruption strategy. *Crime, Law and Social Change, 60*(2), 191–208.

Knecht, T. (2009). Persönlichkeit von Wirtschaftskriminellen: Je mehr psychopathische Kerneigenschaften, desto düsterer die Kriminalprognose. *Psychiatrie, 4*, 25–29.

Koch, J. (2004). Zwischen den Zeilen der Organisation: Zur Bedeutung postmodernen Denkens für Organisationstheorie und Organisationsberatung. *Organisationsberatung, Supervision, Coaching, 11*(4), 313–327.

Kühl, S. (2007). Formalität, Informalität und Illegalität in der Organisationsberatung: Systemtheoretische Analyse eines Beratungsprozesses. *Soziale Welt, 58*(3), 271–293.

Lazzarini, S. G. (2011). *Capitalismo de laços: Os donos do Brasil e suas conexões*. Elsevier.

Leitão, L. (2014). Empresário ligado a caciques do PMDB acumula R$ 480 milhões em contratos com o governo estadual. *Revista Veja*. https://veja.abril.com.br/brasil/empresario-ligado-a-caciques-do-pmdb-acumula-r-480-milhoes-em-contratos-com-o-governo-estadual/. Accessed: 21 April 2021.

Luhmann, N. (1999). *Funktionen und Folgen formaler Organisation* (5. Aufl.). Duncker & Humblot.

Mello, J. (2012). The Brazilian Way of Doing Things. *Brazil business*. http://thebrazilbusiness.com/article/the-brazilian-way-of-doing-things. Accessed: April 21st 2021.

Ministério Público Federal no Rio de Janeiro. http://www.mprj.mp.br/documents/20184/540394/denuncia_mercadorescaos.pdf.

Motta, A. (2021). Mandetta, Teich, Pazuello e Queiroga: os 4 ministros da Saúde da pandemia. *Revista Veja*. https://noticias.uol.com.br/saude/ultimas-noticias/redacao/2021/03/15/mandetta-teich-pazuello-e-queiroga-os-4-ministros-da-saude-da-pandemia.htm. Accessed: 25 April 2021.

Nerdinger, F. W. (2008). *Unternehmensschädigendes Verhalten erkennen und verhindern*. Praxis der Personalpsychologie. Hogrefe.

Ortmann, G. (1999). Organisation und Dekonstruktion. In G. Schreyögg (Hrsg.), *Organisation und Postmoderne Grundfragen – Analysen – Perspektiven* (S. 157–196). Gabler.

Ortmann, G. (2010). *Organisation und Moral: Die dunkle Seite*. Velbrück Wissenschaft.

Palmer, D. (2012). *Normal organizational wrongdoing: A critical analysis of theories of misconduct in and by organizations*. Oxford University Press.

Peres, A. M. A. M., Sant'Ana, D. R., & Rodrigues, P. H. d. A. (2020). O processo de desmonte da Secretaria de Estado da Saúde do Rio de Janeiro e sua invisibilidade. *Physis: Revista De Saúde Coletiva 30*(3), 1–9.

Peter, E., & Bogerts, B. (2010). Sexualstraftaten an Kindern – Wer sind die Täter? *NK Neue Kriminalpolitik, 22*(2), 45–51.

Pope, J. (2000). *Confronting corruption: The elements of a national integrity system*. TI Source Book. Transparency International.

Pinto, J., Leana, C. R., & Pil, F. K. (2008). Corrupt organizations or organizations of corrupt individuals? Two types of organization-level corruption. *Academy of Management Review, 33*(3), 685–709.

Pohlmann, M. (2008). Management und Moral. In T. Blank, T. Münch, S. Schanne, & C. Staffhorst (Hrsg.), *Integrierte Soziologie – Perspektiven zwischen Ökonomie und Soziologie, Praxis und Wissenschaft. Festschrift zum 70. Geburtstag von Hansjörg Weitbrecht* (S. 161–175). Hampp.

Pohlmann, M., Bitsch, K., & Klinkhammer, J. (2016). Personal gain or organizational benefits? How to explain active corruption. *German Law Journal, 17*(1), 73–99.

Pohlmann, M., Valarini, E., Trombini, M., & Jorge, M. (2019). Systemic corruption in Brazil: An autopsy of the odebrecht case. *Journal of Self-Regulation and Regulation, 5*, 54–78.

Pujas, V., & Rhodes, M. (1999). Party finance and political scandal in Italy, Spain and France. *West European Politics, 22*(3), 41–63.

Rabl, T., & Kühlmann, T. M. (2008). Understanding corruption in organizations: Development and empirical assessment of an action model. *Journal of Business Ethics, 82*(2), 477–495.

Reynaldo, D. (2020). Novo secretário estadual de saúde se apresenta ao colegiado do CES. *CES-RJ.* http://www.conselhodesaude.rj.gov.br/noticias/1037-novo-secretario-estadual-de-saude-se-apresenta-ao-colegiado-do-ces.html. Accessed: 21 April 2021.

Resende, L. (2020). Empresário suspeito de fraudar saúde no RJ tem R$ 902 mi em contratos no estado. Mario Peixoto foi preso em desdobramento da Operação Lava Jato. *CNN Brasil no Rio de Janeiro.* https://www.cnnbrasil.com.br/nacional/2020/05/15/empresario-suspeito-de-fraudar-saude-no-rj-tem-r902-mi-em-contratos-no-estado. Accessed: 21 April 2021.

Rose-Ackerman, S. (2021). Corruption and COVID-19. *EUNOMÍA. Revista En Cultura De La Legalidad, 20*, 16–36.

Scott, W. R. (1995). *Institutions and organizations: Ideas, interests and identities*. Sage.

Scott, W. R. (2003). Institutional carriers: Reviewing modes of transporting ideas over time and space and considering their consequences. *Industrial and Corporate Change, 12*, 879–894.

Shover, N., & Hochstetler, A. (2002). Cultural explanation and organizational crime. *Crime, Law and Social Change, 37*(1), 1–18.

Silva, V. C., Barbosa, P. R., & Hortale, V. A. (2016). Partnerships in health systems: Social organization as limits and possibilities in the family health strategy management. *Ciência & Saúde Coletiva, 21*(5), 1365–1376.

Skocpol, T. (1979). *States and social revolutions: A comparative analysis of France, Russia, and China*. Cambridge University Press.

Spalding, A. B. (2017). Brazil's Olympic-Era Anti-Corruption Reforms. *Richmond School of Law – Law Faculty Publications, 32*, 188–220.

Speck, B. W. (2002). *Caminhos da Transparencia: Análise dos Componentes de um Sistema Nacional de Integridade*. Editora Unicamp.

Tacke, V., & Kette, S. (2015). Systemtheorie, Organisation und Kritik. In A. Scherr (Hrsg.), *Gesellschaftsforschung und Kritik. Systemtheorie und Differenzierungstheorie als Kritik: Perspektiven in Anschluss an Niklas Luhmann* (S. 232–265). Beltz Juventa.

Taylor, L. (2021). Covid-19: Brazil's spiralling crisis is increasingly affecting young people. *BMJ, 373*, 879.

Teremetskyi, V., Duliba, Y., Kroitor, V., Korchak, N., & Makarenko, O. (2021). Corruption and strengthening anti-corruption efforts in healthcare during the pandemic of Covid-19. *The Medico-Legal Journal, 89*(1), 25–28.

Terziev, V., & Georgiev, M. (2020). Increasing the risk of corruption activities during a COVID-19 Pandemic. *SSRN Electronic Journal.* https://doi.org/10.2139/ssrn.3674427

Tribunal de Contas do Estado do Rio de Janeiro. https://www.tcerj.tc.br/portalnovo/pagina/processos_de_fiscalizacao_covid_19.

Tribunal de Justiça do Rio de Janeiro. *Youtube Channel.* https://www.youtube.com/user/pjerjoficial/videos.

Trombini, M. E. (2021). Misuse of public office for organizational gain? Brazilian political parties in corruption scandals. In E. Valarini, M. Pohlmann, & S. Mitra (Hrsg.), *Organization, management and crime. Political corruption and organizational crime: The grey fringes of democracy, and the private economy.* Springer VS.

Valarini, E. (2021). 'Culture', criminality and collective mindset: Political financing in Brazil. In E. Valarini, M. Pohlmann, & S. Mitra (Hrsg.), *Organization, management and crime. Political corruption and organizational crime: The grey fringes of democracy, and the private economy.* Springer VS.

Valarini, E., & Pohlmann, M. (2019). Organizational crime and corruption in Brazil. A case study of the "Operation Carwash" court records. *International Journal of Law, Crime and Justice, 59*, 100340.

Valarini, E., & Trombini, M. E. (2021). Populist grammar, politicians and judges: a case study of political corruption in Brazil. In J. Mendilow & E. Phelippeau (eds.), *Populism and Corruption - The other side of the coin.* Edward Elgar.

Vaughan, D. (1999). The dark side of organizations: Mistake, misconduct, and disaster. *Annual Review of Sociology, 25*, 271–305.

Vogd, W. (2004). Ärztliche Entscheidungsfindung im Krankenhaus: Komplexe Fallproblematiken im Spannungsfeld von Patienteninteressen und administrativorganisatorischen Bedingungen. *Zeitschrift Für Soziologie, 33*(1), 26–47.

Wolters, S. (2021). Warum Angela Merkel die Bundesländer teilweise entmachtet. *Die Zeit online.* https://www.zeit.de/video/2021-03/6240125347001/corona-massnahmen-warum-angela-merkel-die-bundeslaender-teilweise-entmachtet. Accessed: 24 April 2021.

Zettler, I., & Blickle, G. (2011). Zum Zusammenspiel von „wer?" und „wo?": Eine psychologische Betrachtungsweise personaler und situationaler Determinanten kontraproduktiven Verhaltens am Arbeitsplatz. *Zeitschrift Für Internationale Strafrechtsdogmatik, 6*(3), 143–147.

Korruption und Corona. Mögliche Gemeinsamkeiten zweier Befragungsthemen

Franziska Dunkelmann

1   Einleitung

> „Corruption is by no means a mainstream topic in national surveys…".
> (Richards, 2017)

Die Erforschung und Aufdeckung von Korruption stellt Forschende seit jeher vor verschiedene Herausforderungen. Die bestehenden Hürden für Korruptionsforschung und -aufdeckung, beispielsweise die fehlende Kenntnis zum Ausmaß von Korruption in einer Gesellschaft oder in einem Unternehmen, werden durch die Corona-Pandemie zum Teil verstärkt. Gleichzeitig lassen sich aus Sicht der Umfrageforschung auch wichtige Lehren für die Erhebung von Korruptionsdaten aus Erhebungen während der Pandemie ableiten. Erhebungen mit Bezug zur Corona-Pandemie nutzen zum Teil Fragetechniken, die auch für eine Datensammlung in Umfragen zu korrupten Verhaltensweisen aussichtsreich und lohnenswert sein könnten. Diese Potenziale sollen im Rahmen dieses Beitrags aus der Gegenüber-

---

F. Dunkelmann (✉)
Institut für Sozialwissenschaften, Christian-Albrechts-Universität zu Kiel, Kiel, Deutschland
E-Mail: fdunkelmann@soziologie.uni-kiel.de

stellung von Verhaltensweisen, die gegen Compliance in beiden Bereichen verstoßen, abgeleitet werden.

Unter Compliance mit Bezug zur Korruption soll dabei, ähnlich dem Begriffsverständnis in anderen Themengebieten, die Einhaltung und Befolgung von Regeln, Maßnahmen sowie Standards verstanden werden (Graeff & Steßl, 2017). Diese Maßnahmen richten sich dabei gegen Korruption in ihren verschiedenen Facetten. Unter dem Begriff Korruption kann in diesem Zusammenhang ein Verhalten von Akteuren, genauer ein kooperativer sowie devianter Akt zwischen mindestens zwei Individuen, verstanden werden. Die Kooperation nimmt den Charakter devianten Verhaltens an, wenn Beteiligte als Vertreter eines bestimmten Amtes handeln und gleichzeitig von den Rollenverpflichtungen ebendieses Amtes abweichen (Graeff & Dombois, 2019). Die Kooperation kann sich zudem zum Nachteil unbeteiligter Dritter auswirken (Beck & Nagel, 2019). Prominente Beispiele für Akte der Korruption sind dabei etwa die Bestechung von politischen Amtsträgern, das Umgehen öffentlicher Ausschreiben oder das Austauschen von gegenseitigen Gefallen im beruflichen Kontext. Im Kern ist korruptionsbezogene Compliance somit als Verhalten von Akteuren zu verstehen, die sich (aktiv) einer sozialen Norm oder einem Gesetz folgend gegen die Beteiligung an korrupten Verhaltensweisen entscheiden.

Eine Datenerhebung zum Ausmaß von praktizierter Compliance oder korrupter Verhaltensweisen in einem Unternehmen oder in einem Land gestaltet sich aus verschiedenen Gründen schwierig. Die direkte Abfrage korrupter Verhaltensweisen ist problematisch, da Korruption die Verschwiegenheit gegenüber unbeteiligten Dritten impliziert sowie eine sozial unerwünschte Handlung darstellt. Dies führt dazu, dass die Erhebung in Form von konkreten Fragen nach korrupten Verhaltensweisen von Befragten eher selten stattfindet. Häufiger sind hingegen Items zur Beurteilung des Ausmaßes von Korruption, die sich nicht direkt nach dem Verhalten der Befragten erkundigen (Richards, 2017). Stattdessen werden Befragte beispielsweise um eine Einschätzung des Ausmaßes der Korruption innerhalb ihres Landes gebeten. Im Rahmen dieses Beitrags wird eine Gelegenheit aufgezeigt, wie trotz bestehender Hürden auch konkrete Fragen nach korrupten Verhaltensweisen von Befragten möglich werden. Diese Möglichkeit leitet sich aus dem Vorgehen bei der Erhebung von Compliance in Bezug auf COVID-19 ab. Hinsichtlich der Corona-Pandemie ist mit dem Schlagwort der Compliance die Einhaltung präventiver, nicht-medizinischer Maßnahmen zur Eindämmung des Infektionsgeschehens (z. B. regelmäßiges Händewaschen, Tragen von Mund-Nasen-Bedeckungen, Abstandsgebot, Kontaktbeschränkungen) gemeint. Diese Regelbefolgung wird als wichtiger Baustein der Pandemiebekämpfung betrachtet (Anderson et al., 2020; Betsch, 2020). Eine objektive Messung hinsichtlich der Einhaltung dieser Maßnahmen ist jedoch schwierig, da sich Maßnahmen beispielsweise auch auf den privaten Raum der Bürgerinnen und Bürger beziehen (Timmons et al., 2020a). Larsen et al. (2020) führen beispielsweise aus, dass mit Hilfe von Handydaten einerseits die Bewegungsmuster der Bevölkerung abgebildet und somit die Einhaltung von Ausgangssperren oder anderer Maßnahmen geschätzt werden kann. Andererseits ermöglichen diese Daten keine Auskunft über das konkrete Verhalten von Individuen, wenn diese aufeinandertreffen. Es kann aus den Bewegungsdaten nicht geschlussfolgert werden, ob Individuen sich umarmen, sich die Hand zur Begrüßung geben oder konsequent Masken bei Kontakten außerhalb des eigenen Haushaltes tragen. Weiterhin kann auch das Verhalten von Individuen in ihren eigenen Haushalten, wie beispielsweise das Waschen der Hände bei der Rückkehr in den eigenen Haushalt, anhand dieser Daten nicht erhoben werden. Um Informationen über diese Art der Compliance zu bekommen, sind Erhebungsdaten im Rahmen von Bevölkerungsumfragen nötig.

Aus diesem Grund sind derartige Fragen auch zum Bestandteil diverser Erhebungsinstrumente geworden, die eine Datengrundlage bezüglich des Ausmaßes verschiedener Verhaltensweisen liefern sollen. In diesem Zusammenhang wurden auch spezifische Befragungstechniken aus dem Bereich der Sensitivitätsforschung verwendet, die im Laufes dieses Beitrags vorgestellt werden (Becher et al., 2020; Larsen et al.,

2020; Timmons et al., 2020b). Anschließend wird anhand von Gemeinsamkeiten zwischen Korruptionsitems und Surveyfragen mit Coronabezug hergeleitet, welche Potenziale für die Erhebung korrupter Verhaltensweisen, Intentionen und Tendenzen abgeleitet werden können.

2 Survey Research zur Corona-Pandemie

2.1 Thematische Vielfalt

Seit dem Ausbruch der Corona-Pandemie im Frühling 2020 wurden zahlreiche Umfragen mit Bezügen zu dieser Ausnahmesituation durchgeführt. Die Fragen in diesen Erhebungen decken dabei ein breites Spektrum ab und sollen an dieser Stelle zunächst überblicksartig betrachtet werden. Es lassen sich insgesamt 6 Kategorien identifizieren:

1 Fragen zu verschiedenen, allgemeinen Befragungsthemen, die bereits vor der Corona-Pandemie erhoben wurden;
2 Fragen zur Infektion mit COVID-19;
3 Fragen zu (potenziellen) Auswirkungen der Corona-Pandemie;
4 Fragen zur *Meinung* hinsichtlich (politischer) Maßnahmen der Pandemiebekämpfung (exklusive medizinischer Maßnahmen);
5 Fragen zur *Einhaltung* von (politischen) Maßnahmen der Pandemiebekämpfung (exklusive medizinischer Maßnahmen);
6 Fragen zu (potenziellen) Impfstoffen und zur Impfbereitschaft.

Fragen der ersten Kategorie sind deckungsgleich mit Items, die bereits vor der Pandemie erhoben wurden. Diese Items werden hinsichtlich potenzieller Veränderungen betrachtet, die auf die Pandemiesituation, konkrete politische Entscheidungen, Kontaktbeschränkungen oder (verschiedene Stadien von) Lockdowns zurückgeführt werden. Beispielhaft rücken Sibley et al. (2020) die Auswirkungen der Pandemie auf die Lebenszufriedenheit, die Gesundheit sowie das institutionelle Vertrauen von Befragten in den Mittelpunkt der Betrachtung. Perrotta et al. (2020) betrachten weiterhin das Vertrauen in verschiedene Institutionen sowie das Ausmaß der Verlässlichkeit verschiedener Informationsquellen (wie z. B. Zeitungen, soziale Medien, Rundfunk, Erzählungen von Freunden oder Bekannten). Zudem werden regelmäßige Studien, wie beispielsweise das Sozio-ökonomische Panel (SOEP) fortgeführt, um Veränderungen diverser Variablen festzuhalten (Kühne et al., 2020).

Fragen der zweiten Kategorie beziehen sich hingegen auf (aktuelle sowie vergangene) Infektionen mit COVID-19, potenzielle Krankheitsverläufe im Falle einer Infektion von Befragten sowie das Infektionsgeschehen im persönlichen Umfeld (Kapteyn et al., 2020; Kreuter et al., 2020). Die Erhebung von Umfragen zu diesem Themenkomplex rücken beispielsweise Kreuter et al. (2020) in den Mittelpunkt und begründen dies mit einer schnelleren Erhebung im Vergleich zu offiziellen Statistiken. Die Autor*innen entwickelten ein Befragungsinstrument, welches über Facebook täglich Befragte in mehr als 200 Territorien erreichte. Weiterhin konnte aufgrund der Zusammenarbeit mit Facebook eine spezifische Gewichtung der Daten vorgenommen werden. Auf diese Weise erheben die Autor*innen Daten, die zum Teil genauere Aussagen über das aktuelle Infektionsgeschehen ermöglichen, als dies offizielle Statistiken, sofern in einem Land derartige (staatliche sowie technische) Strukturen vorhanden sind, leisten können. Weiterhin setzen sich Post et al. (2020) mit möglichen Fehlerquellen bei der Erhebung offizieller Statistiken auseinander und bekräftigen im Anschluss die Erhebung von Umfragedaten zur verbesserten Abbildung des Infektionsgeschehens.

Fragen der dritten Kategorie fokussieren auf verschiedene Auswirkungen der Corona-Pandemie sowie der entsprechend geltenden Maßnahmen der Pandemiebekämpfung. Items dieser Kategorie fragen dabei einerseits nach der Einschätzung der/des Befragten hinsichtlich zu erwartender Auswirkungen in der Zukunft, beispielsweise hinsichtlich wirtschaftlicher oder persönlicher Folgen (Juhl et al., 2020). Andererseits beziehen sich Items dieser Kategorie auch auf Veränderungen des alltäglichen Lebens zum Zeitpunkt der Befragung. Diese Items zielen dabei beispielhaft auf potenzielle Veränderungen des Familienlebens (aufgrund von Kindertagesstätten- oder Schulschließungen) oder des Arbeitslebens (aufgrund von Kontaktbeschränkungen, Homeoffice, Kurzarbeit etc.) ab (Hipp et al., 2020; Huebner et al., 2020; Kapteyn et al., 2020; Kühne et al., 2020). Weiterhin werden Fragen zur emotionalen, mentalen und psychischen Verfassung von Befragten eingesetzt (Hipp et al., 2020; Kreuter et al., 2020; Kühne et al., 2020; Naumann et al., 2020; Perrotta et al., 2020).

Weitere Fragen, die als vierte Kategorie zusammengefasst werden, beziehen sich auf das Verständnis, die Akzeptanz und die Zustimmung der jeweils zum Zeitpunkt der Befragung geltenden (politischen) Maßnahmen der Pandemiebekämpfung. Bei dieser Kategorie handelt es sich zunächst um die Erstellung eines allgemeinen Meinungsbildes hinsichtlich getroffener Entscheidungen sowie deren Kommunikation an die Bürgerinnen und Bürger. Antworten zu dieser Fragenkategorie sind somit auch aus Sicht der politischen Entscheider*innen von großer Bedeutung und werden beispielsweise in wöchentlichen Befragungen im Rahmen der Mannheimer Corona-Studie erhoben (Juhl et al., 2020).

Fragen der fünften und im Rahmen dieses Beitrags zentralen Kategorie fokussieren die *Einhaltung* verschiedener (politischer) Maßnahmen zur Eindämmung der Pandemie. Diese Fragen gehen somit über die *Meinung* der Befragten hinaus und beziehen sich detaillierter auf vergangene oder zukünftige Verhaltensweisen. Beispielhaft werden Fragen nach Kontakten zu Freunden oder Verwandten trotz eines Gebots zur Kontaktbeschränkung (Daoust et al., 2020; Kreuter et al., 2020; Munzert & Selb, 2020; Perrotta et al., 2020) oder Fragen hinsichtlich der Handhygiene von Befragten (Kapteyn et al., 2020; Utych & Fowler, 2020) dieser Kategorie zugeordnet. Weiterhin können auch Fragen nach dem Tragen von Mund-Nasen-Bedeckungen, die ebenfalls als präventives Mittel kategorisiert werden, dieser Fragengruppen zugeordnet werden (Kapteyn et al., 2020). Die erfragten Verhaltensweisen, welche im Englischen als „non-pharmaceutical interventions" bezeichnet werden, gelten der Prävention und waren zu Beginn der Pandemie die einzige Möglichkeit zu deren Eindämmung (Anderson et al., 2020; Betsch, 2020).

In Abgrenzung dazu ist die Pandemiebekämpfung mittels einer Impfung als zweiter Baustein von zentraler Bedeutung für das Krisenmanagement. Auf ebendiese Möglichkeit beziehen sich die Fragen der sechsten Kategorie. Dieser Kategorie werden sowohl verschiedene Fragen zu Impfstoffen als auch Items zur Impfbereitschaft von Befragten zugeordnet (Graeber et al., 2020a, b; Kapteyn et al., 2020; Neumann-Böhme et al., 2020).

2.2 Sensitivität

Die vorangestellte Auflistung verdeutlicht die Bandbreite verwendeter Befragungsitems sowie -themen. Aus Sicht der Umfrageforschung sind ausgewählte Kategorien besonders interessant, da in einigen Bereichen von den Pfaden der klassischen Umfragetechniken abgewichen wird. Im Folgenden soll vor allem auf die Abfrage hinsichtlich der *Einhaltung* von Maßnahmen zur Minimierung von Ansteckungsgefahren mit COVID-19 eingegangen werden. Diese erfragten Verhaltensweisen, wie beispielsweise Handhygiene oder Kontaktbeschränkungen, sind dabei von zentraler Bedeutung für die Entwicklung der Pandemie – sowohl solange keine Impfstoffe verfügbar waren, als auch im Verlauf von Impfkampagnen – und zeichnen sich aus Sicht der Umfrageforschung durch besondere Charakteristika aus.

Eines dieser Charakteristika ist die Sensitivität der Thematiken, bei denen es um Compliance geht. Die Sensitivität von Items führt zu (potenziell) verzerrten Daten, wenn befragte Personen auf diese Inhalte nicht oder nicht wahrheitsgemäß antworten. In Anlehnung an Tourangeau und Yan (2007) lassen sich drei Dimensionen von Sensitivität unterscheiden.

Zunächst können Items von Befragten als aufdringlich und der Befragungssituation unangemessen wahrgenommen werden. Das trifft insbesondere zu, wenn Fragen sich auf gesellschaftliche Tabus beziehen. Befragte können den Inhalt der Frage dann als gesellschaftliches Tabu, über welches man allgemein nicht sprechen möchte, ansehen. In der Konsequenz verweigern Befragte zum Teil die Aussage, wodurch erhobene Daten verzerrt sein können (Jann et al., 2019; Tourangeau & Yan, 2007).

Weiterhin kann die Sensitivität von Items mit einer Angst vor Entdeckung beziehungsweise Bekanntwerden von gegebenen Antworten verbunden sein. Einige Antworten auf spezifische Fragen, die etwa strafrechtliche Relevanz besitzen (und für die man auch lange nach der Tat belangt werden könnte), können aus Sicht von Befragten daher heikel erscheinen. Der Grad der Sensitivität einer Frage variiert zwischen einzelnen Befragten und hängt von deren potenzieller Antwort ab (Tourangeau & Yan, 2007). Befragte, deren wahre Antwort in diesem Sinne sensitiv ist, können ebenfalls eine Antwort verweigern. Möglicherweise kann eine Antwortverweigerung auf eine Frage, bei der nur eine der Antwortmöglichkeiten als sensitiv eingeschätzt wird, als eine Art Schuldeingeständnis oder Signal für eine bestimmte wahre Antwort betrachtet werden (Tourangeau & Yan, 2007; Wolter, 2019). Daher liegt es nahe, dass Befragte in diesem Fall eine Antwortmöglichkeit wählen, die nicht der Wahrheit entspricht (Böckenholt, 2014). Beispielsweise könnten Befragte, die eine Straftat begangen haben, ebendiese in einer Umfrage verschweigen (Skarbek-Kozietulska et al., 2012). Auch diese Dimension der Sensitivität führt somit zu potenziell verzerrten Daten, wobei die Verzerrung über die Item-Nonresponse hinausgeht und auch die gegebenen Antworten ein fehlerhaftes Bild eines sozialen Phänomens zeichnen können (Trappmann et al., 2014).

Ein letzter Aspekt der Sensitivität ist unter dem Begriff der sozialen Erwünschtheit bekannt. Befragte beziehen dabei die Übereinstimmung der eigenen, wahren Antwort mit den geltenden gesellschaftlichen und sozialen Normen ein. Befragte beurteilen dann ihre eigene, wahre Antwort als sozial erwünscht oder sozial unerwünscht (Andersen & Mayerl, 2017; Tourangeau & Yan, 2007). Das kann im Falle einer sozial unerwünschten Antwort dazu führen, dass Befragte von ihrer wahren Antwort abweichen. Dies könnte zu einem Antwortverhalten von

Befragten führen, die bei einem Item in einem Fragebogen eher die soziale Erwünschtheit der potenziellen Antwortmöglichkeiten einschätzen und entsprechend die von ihnen als sozial erwünschte Antwort kategorisierte Möglichkeit wählen. In diesem Fall wären die Antworten von einzelnen Befragten somit potenziell eine Auskunft über die Wahrnehmung der sozialen Normen hinsichtlich der erfragten Meinung oder Verhaltensweisen und könnten nicht als Maßstab für die tatsächliche Verteilung einer Meinung oder Verhaltensweise in einer Grundgesamtheit dienen (Krumpal & Voss, 2020; Trappmann et al., 2014).

Die drei genannten Charakteristika sensitiver Befragungsinhalte führen zu potenziell verzerrten Antworten von Befragten. Weiterhin können derartige Verzerrungen, die möglicherweise systematisch auftreten, zu falschen Schlussfolgerungen hinsichtlich des Ausmaßes von sensitiven Verhaltensweisen oder zu fälschlicherweise angenommenen Zusammenhängen zwischen sensitiven Verhaltensweisen und anderen sozialen Phänomenen oder demografischen Merkmalen führen (Tourangeau & Yan, 2007; Trappmann et al., 2014; Wolter, 2019; Wolter & Preisendörfer, 2013).

Umfragen mit Bezug zur Corona-Pandemie in verschiedenen Ländern zeigten einheitlich hohe Compliance-Raten (Barari et al., 2020; Perrotta et al., 2020). In diesen Umfragen wurden zumeist direkte Fragetechniken für die Selbsteinschätzung der Befragten verwendet. Unter der Annahme, dass coronabezogene Compliance als sensitives Befragungsthema kategorisiert werden kann, führt dieses Vorgehen möglicherweise zu einer systematischen Verzerrung (Barari et al., 2020; Becher et al., 2020; Brouard et al., 2020; Daoust et al., 2020; Munzert & Selb, 2020).

2.3 Methodische Besonderheiten

Der Problematik von verzerrten Daten aufgrund von sensitiven Befragungsinhalten begegnet die Sensitivitätsforschung mit speziellen Befragungsmethoden sowie spezifischen Formulierungen von Items (Krumpal, 2013; Morin-Chassé et al., 2017; Näher & Krumpal, 2012; Trappmann et al., 2014; Wolter, 2019). Im Folgenden soll vor allem auf eine Methodik, das sogenannte List Experiment eingegangen werden, da dieses bereits für die Erhebung coronabezogener Compliance genutzt wurde und sich potenziell für die Erhebung von Korruptionsitems ebenfalls eignen könnte.

In einem List Experiment wird Befragten eine Liste von Fragen oder Statements, etwa eine Reihe verschiedener Verhaltensweisen, vorgelegt. Im Anschluss werden die Befragten beispielsweise gebeten ausschließlich die Anzahl der auf sie (allgemein oder in einem bestimmten Zeitintervall) zutreffenden Verhaltensweisen anzugeben und nicht für jede genannte Verhaltensweise eine Aussage zu treffen. Die Befragten werden in zwei Gruppen eingeteilt, wobei sich die vorgelegten Listen unterscheiden. Eine Gruppe erhält eine kürzere Liste mit nichtsensitiven Fragen oder Statements, die dem späteren Vergleich dient. Die zweite Gruppe erhält ebendiese Liste, die zusätzlich das interessierende und potenziell sensitive Item enthält. Alle Befragten beantworten, wie viele der Verhaltensweisen auf sie zutreffen beziehungsweise zutrafen. Mittels eines Vergleichs der Mittelwerte aus den beiden Gruppen kann das Ausmaß der sensitiven Verhaltensweise eingeschätzt werden. Diese Vorgehensweise unterliegt der Annahme, dass die Experimentalgruppe in gleicher Weise wie die Kontrollgruppe geantwortet hätte und Unterschiede zwischen den Gruppen auf das zusätzliche, sensitive Item zurückzuführen sind (Blair & Imai, 2012; Glynn, 2013; Imai, 2011).

List Experimente gewährleisten die Anonymität hinsichtlich der individuellen Antworten der Befragten, sofern Befragte nicht allen Statements zustimmen oder diese ablehnen. Bei der Konstruktion eines List Experimentes sollte darauf geachtet werden, dass jeweils ein Item der kürzeren Liste mit hoher Wahrscheinlichkeit bejaht sowie eines ebenfalls mit hoher Wahrscheinlichkeit verneint wird. Auf diese Weise kann vermieden werden, dass Befragte beider Gruppen auf die Frage nach der Anzahl der zutreffenden Verhaltensweisen mit null oder mit der maximalen Anzahl antworten. In diesen beiden Fällen wäre die

Antwort auf das List Experiment eindeutig auf alle Einzelfragen zurück zu beziehen. Andernfalls wissen weder Interviewer (im Fall eines Face-to-Face Interviews) noch Forschende, die die Daten später auswerten, welche der Verhaltensweisen von der befragten Person bejaht wurden. Mittels dieser Steigerung der Anonymität – über die Vertraulichkeit von Antworten in einer Umfrage hinaus – sollen Befragte auch zu einer Offenlegung sozial unerwünschter Verhaltensweisen bewegt werden (Glynn, 2013).

Mithilfe dieser Technik wurden in der Vergangenheit für verschiedene Themen Untersuchungen durchgeführt, die diese postulierte Veränderung zum Teil bestätigten (Coutts & Jann, 2011; Kuha & Jackson, 2014; Rosenfeld et al., 2016; Wolter & Laier, 2014).

2.4 Ausgewählte List Experimente

List Experimente wurden ebenfalls für verschiedene Erhebungen zur coronabezogenen Compliance genutzt, deren Ergebnisse im Folgenden beispielhaft dargestellt werden sollen.[1]

Timmons et al. (2020a) setzten ein List Experiment bei einer Onlinebefragung in Irland ein mit dem Ziel, die soziale Erwünschtheit coronabezogener Compliance zu ermitteln. Die Autor*innen verglichen dabei die Ergebnisse direkter Fragen zu folgenden Verhaltensweisen mit den Resultaten eines List Experimentes: Hände waschen für mindestens 20s beziehungsweise die Nutzung von Handdesinfektionsmitteln, die Einhaltung eines Mindestabstandes von zwei

---

[1] Zu Beginn dieses Abschnitts sei auf eine Besonderheit der Umfragen zu Zeiten der Pandemie hingewiesen. Während der Pandemiesituation bestand keine Möglichkeit zu Face-to-Face-Interviews. Die zitierten Umfragen fanden schwerpunktmäßig als Onlinebefragungen statt. Die Übertragbarkeit der Ergebnisse auf Datenerhebungen in Interviewsituationen bleibt eine empirisch zu überprüfende Frage, die im Rahmen dieser Arbeit nicht bearbeitet wird.

Metern zu Personen außerhalb des eigenen Haushaltes, das Tragen einer Maske in der Öffentlichkeit, die Reduzierung der persönlichen, sozialen Kontakte (Timmons et al., 2020a, b). Für die Verhaltensweisen wurden dabei signifikante Unterschiede zwischen den Befragungsmethoden gefunden. Unter anderem fanden Timmons et al. (2020b) heraus, dass sich die Befragten im List Experiment nur zu 74,2 % an die Kontaktbeschränkungen hielten, wohingegen in der direkten Abfrage 83,4 % der Befragten ebendies angaben. Bezüglich der Frage zur Einhaltung eines Mindestabstandes sowie zur Handhygiene zeigten sich in den Ergebnissen der List Experimente ebenfalls geringere Complianceraten als in der direkten Befragung. Aus diesen Differenzen schließen die Autor*innen das Vorhandensein sozialer Erwünschtheit in Form einer Überschätzung der Compliance. Weiterhin zeigte sich auch ein Unterschied zwischen den Befragungsmodi, der nicht der postulierten Richtung entsprach. Die Autor*innen stellten hinsichtlich des Tragens einer Maske eine Differenz von rund 14 % zwischen den beiden Befragungsmethoden fest. Dabei zeigte sich jedoch, dass Befragte bei der direkten Abfrage zu einem geringeren Anteil die Einhaltung dieser Maßnahme benannten (54,2 %) als im List Experiment (67,6 %). Diesen gefundenen Effekt interpretieren die Autor*innen als Zeichen, dass Befragte zum Zeitpunkt ihrer Befragung das Tragen einer Maske als *nicht* sozial erwünscht beurteilten (Timmons et al., 2020b). Nichts desto weniger sei ein Effekt der sozialen Erwünschtheit auch bei diesem Item beobachtbar, da sich die Prävalenzen zwischen den Befragten unterschieden. Die Autor*innen schlussfolgern daher auch zum Ende ihres Beitrags, dass eine direkte Abfrage aller untersuchten Items zu verzerrten beziehungsweise künstlichen Complianceraten führen würde und ein List Experiment daher zu empfehlen ist (Timmons et al., 2020a).

Ein weiteres Beispiel für die Verwendung von List Experimenten hinsichtlich coronabezogener Compliance wurde von Larsen et al. (2020) vorgelegt. Die Autoren betrachten die Einhaltung von social distancing, operationalisiert anhand von drei verschiedenen Items, in der dänischen Bevölkerung. Larsen et al. (2020) vergleichen ebenfalls die Ergebnisse zweier List

Experimente mit Befragtenantworten auf direkte Fragen. Diese Vergleiche zeigen, im Gegensatz zum erstgenannten Beitrag von Timmons et al., (2020a), keine Unterschiede zwischen den beiden Befragungsmethoden. Die Autoren schlussfolgern daher, dass kein social desirability bias hinsichtlich der genannten Verhaltensweisen vorliegt und daher auch direkte Fragetechniken zu verlässlichen Erkenntnissen zum Ausmaß der Compliance führen.

Als letztes Beispiel für die Verwendung von List Experimenten sei die ländervergleichende Untersuchung von Becher et al. (2020) genannt. Die Autoren erhoben in neun ausgewählten Ländern (Australien, Großbritannien, Deutschland, Frankreich, Italien, Neuseeland, Österreich, Schweden, Vereinigte Staaten von Amerika) Daten mittels einer Onlinebefragung. Die zentrale Frage zum social distancing lautete dabei: „Ich habe mich mit zwei oder mehr Freunden oder Bekannten getroffen, die nicht in meinem Haushalt leben". Die Autoren verglichen die jeweiligen Kontroll- sowie Experimentalgruppen der List Experimente pro Land und bildeten auf diese Weise Angaben für die länderspezifische Compliance bezüglich der zum Zeitpunkt der Befragung geltenden Regelungen. In Deutschland, Schweden sowie Österreich resultierte der Vergleich in einem Anteil von 42 % bis 64 % von Befragten, die gegen die Vorschrift, im Falle Schwedens gegen die Empfehlung, der Kontaktbeschränkung handelten. In Australien (33,6 %), den Vereinigten Staaten (20,9 %), Frankreich (12,5 %) und Neuseeland (12 %) gaben die Befragten in der Minderheit an, Freunde oder Verwandte getroffen zu haben, wenngleich sich auch das Ausmaß dieses Minderheitsverhaltens zwischen den Ländern deutlich unterschied. In Italien und Großbritannien waren keine signifikanten Prävalenzen für einen Verstoß gegen Kontaktbeschränkungen nachweisbar. Die Autoren nehmen diese Werte als Ausgangspunkt für weitere Analysen hinsichtlich des Zusammenhanges der Compliance mit anderen, möglichen Einflussfaktoren. Dabei gehen Becher et al. (2020) davon aus, dass die gewählte Vorgehensweise mögliche Verzerrungen aufgrund sozial erwünschten Antwortverhaltens sowie Messfehler verringern konnte.

Wie diese exemplarische Auflistung hinsichtlich der Verwendung von List Experimenten zeigt, wurde diese Technik von verschiedenen Autor*innen als nützliches Tool für die Erhebung coronabezogener Compliance betrachtet und führte zum Teil auch zu einer veränderten Schätzung hinsichtlich des Ausmaßes der verschiedenen Verhaltensweisen. Im Falle der dänischen Studie führte die Verwendung des List Experiments zwar nicht zu veränderten Prävalenzen, gleichzeitig wurden aber auch keinerlei negative Auswirkungen dieser Befragungstechnik festgestellt. In den beiden anderen Studien konnten erhöhte Verstöße gegen verschiedene präventive Maßnahmen zur Eindämmung der Pandemie festgestellt werden. Unter der Annahme, dass coronabezogene Compliance als sensitives Thema zu verzerrten sowie eher sozial erwünschten Antworten von Befragten führt, kann diese Veränderung als wahrscheinlich eher realistisches Abbild der Realität betrachtet werden.

Zusammenfassend kann somit die Verwendung von List Experimenten als sinnvolle Ergänzung betrachtet werden, die potenziell zu einer Verbesserung der Schätzung von Compliance führt.

3 Parallelen bei der Erhebung von Korruptionsdelikten sowie der Einhaltung von Corona-Maßnahmen

Bei der Erhebung coronabezogener sowie korruptionsbezogener Compliance können Gemeinsamkeiten benannt werden, welche in der Folge auch eine Verwendung von List Experimenten für die Erhebung korrupter Verhaltensweise nahelegen. Diese Gemeinsamkeiten sollen im Folgenden dargestellt werden.

Der Fokus auf (vergangene oder generelle) Verhaltensweisen von Befragten – genauer: einerseits die Einhaltung von Anti-Corona-Maßnahmen sowie andererseits die Befolgung von Antikorruptionsnormen oder Integritätsregeln – stellt eine offensichtliche Gemeinsamkeit zwischen beiden Themenkomplexen in Befragungen dar.

Weiterhin verweisen die erfragten Verhaltensweisen beider Themenkomplexe auf gesellschaftliche Normen. Diese Normen sind dabei zum einen langfristig gewachsen und in der Gesellschaft stark verankert, wie im Fall des gesellschaftlichen Ideals keine korrupten Handlungen zu begehen. Zum anderen bestehen die Verhaltensnormen im Zusammenhang mit COVID-19 (Hygienemaßnahmen, Abstandsgebot) erst für einen – relativ – kurzen Zeitraum. Dennoch führen die gesetzgeberischen Vorschriften, die nur teilweise kontrolliert oder durchgesetzt werden (können), zu starken gesellschaftlichen Erwartungen an das individuelle Verhalten jedes Einzelnen. Dies führt in der Folge zu einer starken normativen Prägung beider Befragungsthemen. Sowohl bei der Beantwortung von entsprechenden Items zum Themenbereich der Korruption als auch zur Einhaltung verschiedener Maßnahmen zur Eindämmung der COVID-19 Pandemie spielt die soziale Erwünschtheit eine zentrale Rolle. In beiden Fällen profitiert gewissermaßen eine kleine(re) Gruppe gegenüber der Gesellschaft, wenn etwa eine korrupte Praktik angewandt oder gegen eine Auflage zur Eindämmung der Pandemie verstoßen wird. Diese Vorteilsnahme (im weitesten Sinne) muss geheim gehalten werden. Bezüglich der Einhaltung von Anti-Corona-Maßnahmen sind informelle sowie formelle Sanktionen denkbar, wenn Befragte einen Verstoß in einem Survey zugeben. Im Falle von Korruption wird dieser Umstand sogar noch verstärkt aufgrund möglicher strafrechtlicher Sanktionen beim „Gestehen" eines korrupten Verhaltens oder von Bestechlichkeit.

Forschende sichern im Rahmen von Umfragen den Befragten die Anonymität der Antworten häufig recht explizit zu und versichern, dass die Antworten nicht an Dritte weitergegeben werden. Auf diese Weise soll die Angst vor möglichen Sanktionen reduziert sowie die Aussicht auf verlässliche Antworten erhöht werden. Die Surveyforschung konnte bereits in verschiedenen Fällen sowie bezüglich verschiedener Themenkomplexe nachweisen, dass diese Zusicherungen nicht immer ausreichend sind, damit Befragte auch tatsächlich sozial unerwünschte Meinungen oder sozial unerwünschtes Verhalten zugeben. Das sozial nicht erwünschte Verhalten müsste hinsichtlich beider hier thematisierter Fragenkomplexe verheimlicht werden. Dies führt in der Folge dazu, dass ein/e Befragte/r im Falle eines Verstoßes gegen Anti-Corona-Maßnahmen oder Anti-Korruptionsmaßnahmen ebendieses Verhalten nicht zugeben möchte.

Laut Tourangeau und Yan (2007) kann die Angst vor Aufdeckung eigener Verhaltensweisen (oder Meinungen) von Befragten als heikler oder sensitiver Inhalt von Fragen kategorisiert werden. In diesem Sinne können sowohl Fragen nach korrupten Verhaltensweisen von Befragten als auch coronabezogene Compliance als sensitiv eingestuft werden. Die Sensitivität der entsprechenden Frage ist dabei potenziell abhängig von der Antwort der/des Befragten (Tourangeau & Yan, 2007). Im Falle von Korruption ist die Frage zu vergangenen korrupten Verhaltensweisen nur für den Anteil der Befragten sensitiv, welche derartige Taten begangen haben. Für den Anteil der Befragten, die dies nicht getan haben, dürfte ein entsprechendes Item in einem Fragebogen hingegen relativ unproblematisch sein, solange sie die Frage nicht als gesellschaftliches Tabu wahrnehmen. Im Falle eines solchen Tabus würde allgemein nicht offen über das betreffende Thema gesprochen, wodurch auch eine Thematisierung während einer Befragung als unangemessen und übergriffig wahrgenommen werden kann. Im Falle eines solchen Themengebietes würden Befragte ebenfalls potenziell die Beantwortung einer Frage verweigern oder mit editierten Antworten der Frage ausweichen. Wenngleich die beiden genannten Kategorien eher fließend ineinander übergehen sowie sich bezüglich eines konkreten Fragebogenitems die beiden Aspekte potenziell vermischen, kann für die hier thematisierten Themengebiete davon ausgegangen werden, dass sich die Angst vor Entdeckung stärker auf die Antworten von Befragten auswirkt.

Daraus lassen sich zweierlei vorläufige Schlussfolgerungen ableiten, die sowohl für Korruptionsitems als auch für Items mit COVID-19-Bezug gelten: Einerseits ist von einem so genannten social desirability bias hinsichtlich beider Themenkomplexe auszugehen. In Studien zur Einhaltung von

Anti-Corona-Maßnahmen berichteten Befragte hohe Regelkonformität (Barari et al., 2020; Perrotta et al., 2020). Aufgrund der sozialen Erwünschtheit, sich mit den Regelungen übereinstimmend zu verhalten, könnte ein Anteil dieser Selbstauskünfte möglicherweise einer sozial erwünschten Antwort anstelle einer wahrheitsgemäßen Auskunft zum eigenen Verhalten entsprechen. Gleiches gilt für korruptes Verhalten und diese Antwortstrategie wird aufgrund zu befürchtender strafrechtlicher Sanktionen und der Geheimhaltungserwartung von Mittätern verstärkt. Aus dem Gesagten lässt sich als weitere Gemeinsamkeit der beiden Befragungsthemen ableiten, dass jeweils von einem substantiellen Dunkelfeld auszugehen ist. Die Existenz dieses Dunkelfeld bedeutet, dass erhobene Daten potenziell ein verzerrtes Abbild der Realität darstellen können. Im Falle von Korruption und dem Verstoß gegen Maßnahmen zur Pandemiebekämpfung ist dabei von einer Unterschätzung des Ausmaßes dieser Verhaltensweisen aus den bereits genannten Gründen auszugehen.

4 Ausblick

Zusammenfassend wurden im Laufe dieses Beitrages somit sowohl die Einhaltung von präventiven Maßnahmen der Eindämmung der Corona-Pandemie als auch Compliance im Sinne der Vermeidung von Korruption als sensitive Themen diskutiert. Die Sensitivität der beiden Befragungsthemen führt in der Folge zu potenziell verzerrten Daten im Falle einer klassischen Abfrage in einem Interview oder einer Umfrage. Dies liegt in dem Umstand begründet, dass Befragte diese Themen nicht oder nicht wahrheitsgemäß beantworten wollen, da sie diese (1) als gesellschaftliches Tabu verstehen, (2) ihre wahre Antwort aufgrund einer Angst von Aufdeckung nicht preisgeben möchten oder (3) eher sozial erwünscht antworten als wahrheitsgemäß. Diese drei Aspekte können zu verzerrten Daten bei einer einfachen Abfrage führen. Gleichwohl können Forschende bei vorliegenden Daten nicht per se erkennen, ob es sich um (k)eine wahrheitsgemäße Antwort von individuellen Befragten oder einer Aggregateinheit handelt. Potenziell sensitive Themen bergen somit immer das Risiko verzerrter Daten.

In diesem Beitrag wird zur Minimierung dieses Risikos vorgeschlagen, List Experimente bei der Erhebung zu verwenden. Im Rahmen dieser List Experimente kann die Anonymität für die Befragten erhöht werden, wodurch in einigen Studien zur coronabezogenen Compliance das Antwortverhalten der Befragten nachweislich verändert wurde.

Aufgrund der dargestellten Gemeinsamkeit von coronabezogener sowie korruptionsbezogener Compliance stellen List Experimente ebenfalls eine lohnenswerte Erhebungstechnik für Korruptionsitems dar. Mit Hilfe von List Experimenten kann die Wahrscheinlichkeit für wahrheitsgemäße Antworten von Befragten, aufgrund der gesteigerten Anonymität, potenziell erhöht werden. List Experimente können also ein Instrument für die Verringerung des Dunkelfeldes im Bereich der Korruptionsforschung sein und sollten daher für zukünftige Forschungsprojekte in Betracht gezogen werden.

Literatur

Andersen, H., & Mayerl, J. (2017). Social desirability and undesirability effects on survey response latencies. *Bulletin of Sociological Methodology/Bullentin de Méthodologie Sociologique, 135*(1), 68–89.

Anderson, R. M., Heesterbeek, H., Klinkenberg, D., & Hollingsworth, T. D. (2020). How will country-based mitigation measures influence the course of the covid- 19 epidemic? *The Lancet, 395*(10228), 931–934.

Barari, S., Caria, S., Davola, A., Falco, P., Fetzer, T., Fiorin, S., Hensel, L., Ivchenko, A., Jachimowicz, J., King, G., Kraft-Todd, G., Ledda, A., MacLennan, M., Mutoi, L., Pagani, C., Reutskaja, E., & Slepoi, F. R. (2020). Evaluating covid-19 public health messaging in Italy: Self-reported compliance and growing mental health concerns. *medRxiv* (Doi: https://doi.org/10.1101/2020.03.27.20042820).

Becher, M., Stegmueller, D., Brouard, S., & Kerrouche, E. (2020). Comparative experimental evidence on compliance with social distancing during the COVID-19 pandemic. *medRxiv* (doi: https://doi.org/10.1101/2 020.07.29.20164806).

Beck, L., & Nagel, V. (2019). Korruption aus ökonomischer Perspektive. In P. Graeff & T. Rabl (Hrsg.), *Was ist Korruption? Begriffe, Grundlagen und Perspektiven gesellschaftswissenschaftlicher Korruptionsforschung* (S. 39–58). Nomos.

Betsch, C. (2020). How behavioural science data helps mitigate the COVID-19 crisis. *Nature Human Behaviour, 4*, 438.

Blair, G., & Imai, K. (2012). Statistical analysis of list experiments. *Political Analysis, 20*(1), 47–77.

Böckenholt, U. (2014). Modelling motivated misreports to sensitive survey questions. *Psychometrika, 79*(3), 515–537.

Brouard, S., Vasilopoulos, P., & Becher, M. (2020). Sociodemographic and psychological correlates of compliance with the covid-19 public health measures in France. *Canadian Journal of Political Science, 53*(2), 253–258.

Coutts, E., & Jann, B. (2011). Sensitive questions in online surveys: Experimental results for the randomized response technique (RRT) and the unmatched count technique (UCT). *Sociological Methods and Research, 40*(1), 169–193.

Daoust, J.-F., Nadeau, R., Dassonneville, R., Lachapelle, E., Bélanger, E., Savoie, J., & van der Linden, C. (2020). How to survey citizens' compliance with COVID-19 public health measures? evidence from three survey experiments. *Journal of Experimental Political Science*. https://doi.org/10.1017/XPS.2020.25

Glynn, A. N. (2013). What can we learn with statistical truth serum? Design and analysis of the list experiment. *Public Opinion Quarterly 77*(special issue), 159–172.

Graeber, D., Schmidt-Petri, C., & Schröder, C. (2020a). Hohe Impfbereitschaft gegen Covid-19 in Deutschland, Impfpflicht bleibt kontrovers, *SOEP papers on Multidisciplinary Panel Data Research*, No. 1103. Deutsches Institut für Wirtschaftsforschung (DIW).

Graeber, D., Schmidt-Petri, C., & Schröder, C. (2020b). Covid-19: Mehrheit der Deutschen würde sich freiwillig impfen lassen, die Hälfte ist für eine Impfpflicht. *DIW aktuell*, No. 54. Deutsches Institut für Wirtschaftsforschung (DIW).

Graeff, P., & Dombois, R. (2019). Soziologische Zugänge zur Korruptionsproblematik. In P. Graeff & T. Rabl (Hrsg.), *Was ist Korruption? Begriffe, Grundlagen und Perspektiven gesellschaftswissenschaftlicher Korruptionsforschung* (S. 123–142). Nomos.

Graeff, P., & Steßl, A. (2017). Effektive Compliance: Ursachen, Hindernisse und Lösungsvorschläge. In C. Stark (Hrsg.), *Korruptionsprävention: Klassische und ganzheitliche Ansätze*. Springer Fachmedien.

Hipp, L., Bünning, M., Munnes, S., & Sauermann, A. (2020). Problems and pitfalls of retrospective survey questions in COVID-19 studies. *Survey Research Methods, 14*(2), 109–114.

Huebner, M., Spieß, C. K., Siegel, N. A., & Wagner, G. G. (2020). Wohlbefinden von Familien in Zeiten von Corona: Eltern mit jungen Kindern am stärksten beeinträchtigt. *DIW Wochenbericht*, No. 30+31. Deutsches Institut für Wirtschaftsforschung (DIW).

Imai, K. (2011). Multivariate regression analysis for the item count technique. *Journal of the American Statistical Association, 106*(494), 407–416.

Jann, B., Krumpal, I., & Wolter, F. (2019). Editorial: Social desirability bias in surveys collecting and analyzing sensitive data. *methods, data, analyses, 13*(1), 3–6.

Juhl, S., Lehrer, R., Blom, A. G., Wenz, A., Rettig, T., Reifenscheid, M., Naumann, E., Möhring, K., Krieger, U., Friedel, S., Fikel, M., & Cornesse, C. (2020). Die Mannheimer Corona-Studie: Gesellschaftliche Akzeptanz politischer Maßnahmen und befürchtete Konsequenzen für die Wirtschaft. https://madoc.bib.uni-mannheim.de/55140/1/2020-04-03_Wochenbericht.pdf. Zugegriffen: 15. Apr. 2021.

Kapteyn, A., Angrisani, M., Bennett, D., Bruine de Bruin, W., Darling, J., Gutsche, T., Liu, Y., Meijer, E., Perez-Arce, F., Schaner, S., Thomas, K., & Weerman, B. (2020). Tracking the effect of the COVID-19 pandemic on the lives of American households. *Survey Research Methods, 14*(2), 179–186.

Kühne, S., Kroh, M., Liebig, S., & Zinn, S. (2020). The need for household panel surveys in times of crisis: The case of SOEP-CoV. *Survey Research Methods, 14*(2), 195–203.

Kuha, J., & Jackson, J. (2014). The item count method for sensitive survey questions: Modelling criminal behaviour. *Journal of the Royal Statistical Society, 63*(2), 321–341.

Kreuter, F., Barkay, N., Bilinski, A., Bradford, A., Chiu, S., Eliat, R., Fan, J., Galili, T., Haimovich, D., Kim, B., LaRocca, S., Li, Y., Morris, K., Presser, S., Sarig, T., Salomon, J. A., Stewart, K., Stuart, E. A., & Tibshirani, R. (2020). Partnering with Facebook on a university-based rapid turn-around global survey. *Survey Research Methods, 14*(2), 159–163.

Krumpal, I. (2013). Determinants of social desirability bias in sensitive surveys. A Literature Review. *Quality & Quantity, 47*(4), 2025–2047.

Krumpal, I., & Voss, T. (2020). Sensitive questions and trust: Explaining respondents' behavior in randomized response surveys. *SAGE Open.* https://doi.org/10.1177/2158244020936223

Larsen, M., Nyrup, J., & Petersen, M. B. (2020). Do survey estimates of the public's compliance with COVID-19 Regulations suffer from social desirability bias? *Journal of Behavioral Public Administration, 3*(2), 1–9.

Morin-Chassé, A., Bol, D., Stephenson, L. B., & St-Vincent, S. L. (2017). How to survey about electoral turnout? The efficacy of the face-saving response items in 19 different contexts. *Political Science Research and Methods, 5*(3), 575–584.

Munzert, S., & Selb, P. (2020). Can we directly survey adherence to non-pharmaceutical interventions? Evidence from a list experiment conducted in Germany during the early corona pandemic. *Survey Research Methods, 14*(2), 205–209.

Näher, A.-F., & Krumpal, I. (2012). Asking sensitive questions: The impact of forgiving wording and question context on social desirability bias. *Quality & Quantity, 46*(5), 1601–1616.

Naumann, E., Mata, J., Reifenscheid, M., Möhring, K., Wenz, A., Rettig, T., Lehrer, R., Krieger, U., Juhl, S., Friedel, S., Fikel, M., Cornesse, C., & Blom, A. G. (2020). Die Mannheimer Corona-Studie: Schwerpunktbericht zum Angstempfinden in der Bevölkerung. http://www.uni-mannheim.de/media/Einrichtungen/gip/Corona_Studie/Schwerpunktbericht_Angstempfinden_Mannheimer_Corona_Studie.pdf. Zugegriffen: 7. Apr. 2021.

Neumann-Böhme, S., Varghese, N. E., Sabat, I., Barros, P. P., Brouwer, W., van Exel, J., Schreyögg, J., & Stargardt, T. (2020). Once we have it, will we use it? A European survey on willingness to be vaccinated against COVID-19. *The European journal of health economics, 21*(7), 977–982.

Perrotta, D., Grow, A., Rampazzo, F., Cimentada, J., Del Fava, E., Gil-Clavel, S. & Zagheni, E. (2020). Behaviors and attitudes in response to the covid-19 pandemic: Insights from a cross-national facebook survey. *medRxiv*. doi: https://doi.org/10.1101/2020.05.09.20096388.

Post, J. C., Class, F., & Kohler, U. (2020). Unit nonresponse biases in estimates of SARS-CoV-2 prevalence. *Survey Research Methods, 14*(2), 115–121.

Richards, L. (2017). Using Survey Methods to Research Corruption. In A. K. Schwickerath, A. Varraich & L.-E. Smith (Hrsg.), *How to research corruption? Conference Proceedings: Interdisciplinary Corruption Research Forum,* June 2016, 4–12.

Rosenfeld, B., Imai, K., & Shapiro, J. (2016). An empirical validation study of popular survey methodologies for sensitive questions. *American Journal of Political Science, 60*(3), 783–802.

Sibley, C. G., Greaves, L. M., Satherley, N., Wilson, M. S., Overall, N. C., Lee, C. H. J., Milojec, P., Bulbulia, J., Osborne, D., Milfont, T. L., Houkamau, C. A., Duck, I. M., Vickers-Jones, R., & Barlow, F. K. (2020). Effects of the COVID-19 pandemic and nationwide lockdown on trust, attitudes toward government, and well-being. *American Psychologist, 75*(5), 618–630.

Skarbek-Kozietulska, A., Preisendörfer, P., & Wolter, F. (2012). Leugnen oder gestehen? Bestimmungsfaktoren wahrer Antworten in Befragungen. *Zeitschrift für Soziologie, 41*(1), 5–23.

Timmons, S., McGinnity, F., Belton, C., Barjaková, M., & Lunn, P. (2020). It depends on how you ask: Measuring bias in population surveys of compliance with COVID-19 public health guidance. *Journal of Epidemiology and Community Health, 75,* 387–389.

Timmons, S., McGinnity, F., Belton, C., Barjaková, M., & Lunn, P. (2020). It depends on how you ask: Measuring bias in population surveys of compliance with COVID-19 public health guidance. *Supplementary Material*. https://doi.org/10.1136/jech-2020-215256

Tourangeau, R., & Yan, T. (2007). Sensitive questions in surveys. *Psychological Bulletin, 133*(5), 859–883.

Trappmann, M., Krumpal, I., Kirchner, A., & Jann, B. (2014). Item sum. A new technique for asking quantitative sensitive questions. *Journal of Survey Statistics and Methodology, 2*(1), 58–77.

Utych, S. M., & Fowler, L. (2020). Age-based messaging strategies for communication about COVID-19. *Journal of Behavioral Public Administration, 3*(1), 1–14.

Wolter, F. (2019). A New Version of the Item Count Technique for Asking Sensitive Questions Testing the Performance of the Person Count Technique. *methods, data, analyses, 13*(1), 169–192.

Wolter, F., & Laier, B. (2014). The effectiveness of the item count technique in eliciting valid answers to sensitive questions. An evaluation in the context of self-reported delinquency. *Survey Research Methods, 8*(3), 153–168.

Wolter, F., & Preisendörfer, P. (2013). Asking sensitive questions: An evaluation of the randomized response technique versus direct questioning using individual validation data. *Sociological Methods & Research, 42*(3), 321–353.

Corona und Korruption: eine negative interdisziplinäre Bilanz an der Schwelle eines Paradigmenwechsels

Peter Graeff

1 Corona und die veränderten Lebensbedingungen

Nach jetzigem Wissensstand ist die Covid-19-Pandemie im Gegensatz zu vielen Schäden und Bedrohungen, die aus gesellschaftlichen Bedingungen selbst entstehen wie z. B. die Umweltverschmutzung, als Gefahr von „außen" aufgetaucht. Ökonomen sprechen in diesem Zusammenhang von einem „exogenen Schock", der im Falle der Pandemie alle möglichen wirtschaftlichen Bereiche tangiert, aber auch Innovationen stimuliert (Giones et al., 2020).

Die Auswirkungen der Pandemie waren für jeden spürbar, weil sie die Lebensbedingungen und -gewohnheiten verändert haben. Wenn man diese Veränderungen im Hinblick auf deviante Verhaltensweisen und insbesondere im Hinblick auf Korruption betrachten möchte, rücken Kriminalitätstheorien

---

P. Graeff (✉)
Institut für Sozialwissenschaften, Christian-Albrechts-Universität zu Kiel, Kiel, Deutschland
E-Mail: pgraeff@soziologie.uni-kiel.de

© Der/die Autor(en), exklusiv lizenziert durch Springer Fachmedien Wiesbaden GmbH, ein Teil von Springer Nature 2022
S. Wolf und P. Graeff (Hrsg.), *Corona und Korruption*,
https://doi.org/10.1007/978-3-658-35664-4_8

in den Fokus, die an diesen veränderten Lebensbedingungen ansetzen (z. B. Cohen & Felson, 1979). Wenn Menschen aus ihren Alltagsroutinen herausgerissen werden, wenn sie sich im Umgang mit anderen neu orientieren müssen und alte Regeln nicht mehr angewendet werden können, tritt eine Phase der Orientierung ein, in der neue oder andere Handlungsmöglichkeiten ausprobiert und angewendet werden. Für die Regierungen der Länder und des Bundes bestand in Deutschland zu Beginn der Pandemie ein dringlicher Regelungsbedarf für gewohnte Formen des Treffens und Versammelns, um die Infektionsrisiken zu senken. Dazu mussten neue Gesetze und Verordnungen geschaffen werden, die Grundrechte einschränkten, um das „höhere" Ziel der Ansteckungsreduktion zu erreichen. Mit diesen Regelungen änderten sich auch informale soziale Umgangsformen. Insbesondere das „social distancing" führte zu erheblichen Veränderungen in den Sozialkontakten, wobei relativ schnell feststellbar war, dass die Einhaltung von Abstandsregeln mit der Zeit abnahm (Hoeben et al., 2021). Für die Korruptionsforschung ist die Regeleinhaltung (Compliance) ein zentraler Ansatzpunkt in der theoretischen Diskussion dieses sozialen Phänomens (vgl. Fütterer-Akili, in diesem Band), der auch empirisch in der Pandemie bedeutsam war (Dincer & Gillanders, 2021). Die Pandemie wirkte im Hinblick auf die Neuorientierung der Sozialkontakte vor allem in Bezug auf digitale Transformationsprozesse (Gabryelczyk, 2020), die alle gesellschaftlichen Bereiche betreffen. Soziale Interaktionen, Treffen und Kontakte wurden in der Hochpandemiezeit auf digitale Plattformen ausgelagert.

Die Pandemie veränderte auch die Prävalenz krimineller Taten (Füllgrabe, 2020). Einige Opportunitäten für kriminelle Verhaltensweisen wurden vermutlich durch die Pandemie und ihre Regelungen verringert, z. B. sofern sie soziale Interaktionen voraussetzten, die in Folge der Hygiene- und Abstandsregeln nicht mehr durchgeführt werden konnten (und die nicht digital substituiert werden konnten wie beispielsweise Taschendiebstahl in großen Bevölkerungsgruppen). Bei anderen Opportunitäten sind die Veränderungsrichtungen unklar (wie finanzielle Betrugsmöglichkeiten). Allerdings ergaben sich mögliche neue Gelegenheiten für Kriminalität insbesondere für Korruptions- und Betrugsdelikte etwa durch die Notwendigkeit abgekürzter administrativer Prüfverfahren und anderer Einschränkungen.

Die Pandemie veränderte sehr plötzlich die Lebensbedingungen und -gewohnheiten und wirkte als Beschleuniger in verschiedenen gesellschaftlichen Bereichen, insbesondere aber bei der Digitalisierung für die Arbeitswelt (Amankwah-Amoah et al., 2021). Einige sprechen sogar von einem ökonomischen Paradigmenwechsel (z. B. Huerta de Soto et al. 2021).

Die Beiträge in diesem Buch haben versucht, die Auswirkungen der Pandemie auf die veränderten Lebensbedingungen darzustellen, insofern sie mit Korruption und ähnlichen Formen kriminellen Verhaltens in Verbindung stehen. Wie die Beiträge zeigen, veränderten sich einige Bedingungen, unter denen Korruption entstehen, durchgeführt und bekämpft werden kann, aber möglicherweise auch einige Bedingungen, unter denen Korruption erforscht werden kann. Zwischen Pandemie, den (Veränderungen der) Lebensbedingungen und der Korruption gibt es Zusammenhänge, denen in diesem Beitrag im Rückgriff auf die aktuelle Literatur und die Beiträge in diesem Band nachgegangen werden soll (vgl. Abb. 1).

Dieser Beitrag gliedert sich in folgender Weise: zunächst werden die Auswirkungen der Pandemie auf drei Bereiche des gesellschaftlichen Lebens (politisch/administrativ, ökonomisch, sozial) im Hinblick auf die Korruptionsforschung und die Beiträge in diesem Band dargestellt. Es lassen sich bestimmte Hauptpunkte der Veränderung identifizieren, die von vielen Autorinnen und Autoren angesprochen werden und die unabhängig von der verwendeten wissenschaftlichen Perspektive bedeutsam sind. Im Anschluss werden die Veränderungen in den drei Bereichen des gesellschaftlichen Lebens einzeln besprochen. Letztlich werden alle Ergebnisse vergleichend gegenübergestellt und ein Fazit gezogen.

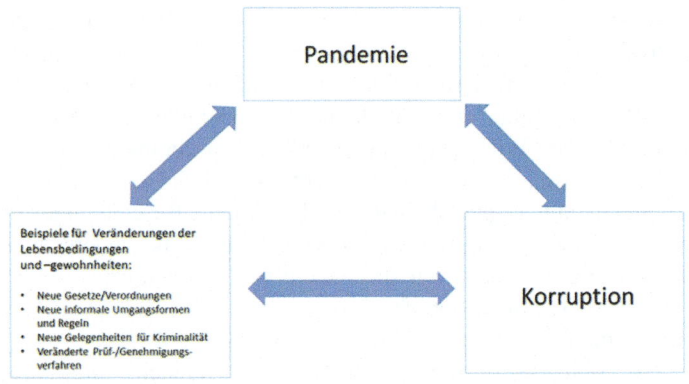

Abb. 1 Pandemie, Lebensbedingungen und Korruption. (Quelle: eigene Zusammenstellung)

2 Die Auswirkungen der Pandemie auf die Korruption

Fasst man unter den obigen Ausführungen das Ziel dieses Buches genau, dann dient es dazu, die Bedingungen und Auswirkungen der Veränderung, die das gesellschaftliche Leben durch die Pandemie betreffen, im Hinblick auf Korruption, deren Voraussetzungen und Durchführungsmöglichkeiten zu analysieren.

Im Folgenden stelle ich einige Aspekte vergleichend nebeneinander, die von den Autorinnen und Autoren in diesem Band als besonders bedeutsam hervorgehoben werden (vgl. Tab. 1). Dabei soll für die Zusammenschau ein gesellschaftswissenschaftlicher Blick auf diese Aspekte beibehalten werden, auch wenn die einzelnen Aspekte mehr oder minder bestimmten wissenschaftlichen Disziplinen zuzurechnen sind.

Tab. 1 Veränderungen der Entstehungs-, Durchführungs- und Untersuchungsbedingungen der Korruption. (Quelle: Eigene Zusammenstellung)

	Veränderung der Bedingungen/ Entstehung von Korruption	Veränderung der Durchführung von Korruptionsabläufen	Veränderung der Untersuchung der Korruption
Politische/ Administrative Ebene	Zeitdruck/Handlungsdruck	Vereinfachte Vergabeverfahren	
	Politische Signale (wie schnelles Handeln)	Fehlende Kontrollmöglichkeiten	
	Priorisierung der Pandemiebekämpfung		
	Gelegenheitsstrukturen/ Bereicherungsmöglichkeiten		
	Hohe Geldsummen		
Ökonomische Ebene	Veränderte Nachfrage		
	Veränderte Produktionsbedingungen		
	Rezession, Güterknappheit		
Soziale Ebene	Einschränkung zivilgesellschaftlicher Aktivitäten	Erosion von Compliance	Sensitivität
		Senkung des Entdeckungsrisikos	

2.1 Veränderung der Korruptionsmöglichkeiten auf der politischen bzw. administrativen Ebene

Wolf (2022a), aber auch andere Autorinnen und Autoren haben das Auftreten der COVID-19-Pandemie als Herausforderung oder sogar als „Stresszeit" (Florack et al., 2021, S. 12) bezeichnet. Die Phase der Neuorientierung, in der Möglichkeiten der Pandemieeindämmung gesucht wurden, war auf allen gesellschaftlichen Ebenen dadurch geprägt, Handlungsfähigkeit wieder herzustellen. Funktionsgruppen und ihre Institutionen mussten unter Hygienebedingungen einsatzbereit gemacht werden. Dabei bestand ein *Zeit- und Handlungsdruck* (Wolf, 2022a), der sich vor allem in politischen Belangen dadurch auszeichnete, dass „an die Stelle von Routinen […] schnelle Entscheidungen treten [mussten], die unter Bedingungen der Ungewissheit getroffen wurden" (Landwehr & Schäfer, 2021, S. 135). In solchen Situationen müssen auch entsprechende *politische Signale* der Politik an die Bevölkerung gegeben werden wie z. B., dass schnelles, unbürokratisches Handeln geboten ist. Damit ändert sich aber die Arbeit von politischen Entscheiderinnen und Entscheidern, weil sie nicht unbedingt mehr den Überblick über den Einsatz der Pandemiebekämpfungsmittel haben und notgedrungen nicht mehr Transparenz bei allen Entscheidungen und Handlungsschritten schaffen können (Rose-Ackerman, 2021). Gleichzeitig müssen sie demonstrieren, dass sie das Heft des Handelns weiter in der Hand behalten.

Für die demokratischen Regierungsverhältnisse in Deutschland haben Florack et al., (2021, S. 12) den Begriff der „Coronakratie" ins Spiel gebracht. Gemeint ist der andersartige „Modus des Regierens unter den Bedingungen des pandemischen Ausnahmezustandes". Dieser Ausnahmezustand bestand zwar auch in ökonomischer und sozialer Hinsicht, er wurde aber in politischer Hinsicht in Deutschland besonders deutlich, weil die *Priorisierung der Pandemiebekämpfung* alles andere überlagerte. Letzteres kann man auch als eine Werteverschiebung deuten. Sie hat zur Folge, dass andere staatliche bzw. administrative Bereiche unterausgestattet werden (vgl. Sorgatz, in diesem Band).

Diese drei Aspekte beeinflussen unmittelbar und positiv die Bedingungen, unter denen Korruption entsteht. Es ist davon auszugehen, dass die politischen Vorgaben und Handlungen auf der administrativen Ebene ihren Niederschlag finden.

Auf der politischen bzw. administrativen Ebene wurden aber auch noch zusätzlich zwei zentrale Faktoren durch die Autorinnen und Autoren dieses Bandes hervorgehoben (vgl. von Arnim, in diesem Band; Wolf, 2022b): nämlich die neu geschaffenen *Gelegenheitsstrukturen* für korrupte Transaktionen und die *hohen Geldsummen,* die von Regierungsseite für die Pandemiebekämpfung eingesetzt wurden. Beide Aspekte sind bereits lange in der Forschung als Entstehungsbedingungen für korrupte Transaktionen bekannt und werden üblicherweise im Rahmen des „Rent-seeking"-Ansatzes oder ähnlicher Konzepte diskutiert (vgl. z. B. Shleifer & Vishny, 1993). Dabei gehen Ökonominnen und Ökonomen meist davon aus, dass ein höherer Bürokratiegrad auch zu einer höheren Korruptionsanfälligkeit führt (Goel et al., 2021). Durch die nationalen Regierungen wurden im Rahmen der Pandemiebekämpfung eine Reihe von Gelegenheiten für Korruption geschaffen, sowohl für den Gesundheitssektor im Allgemeinen (Teremetskyi et al., 2020) wie insbesondere für die Logistik und Beschaffung von Impfstoffen (Goel et al., 2021). Zusätzlich wurden öffentliche Gelder in gigantischen Summen eingesetzt (Mazzucato & Kattel, 2020; Rose-Ackerman, 2021) und vorwiegend Public-Private-Partnerships als Durchführungsform verwendet. Solche Kooperationen wurden in der Vergangenheit bereits als korruptionsanfällig verdächtigt, sowohl auf der Ausschreibungs-, wie der Bieter- und Vertragsebene (Iossa & Martimort, 2013). Ob überhaupt eine andere Form der Gesundheitsvorsorge (vor allem bei der Impfstoffentwicklung) möglich gewesen wäre, ist fraglich und sollte kritikeinschränkend berücksichtigt werden.

Fasst man diese Veränderungen der politischen bzw. administrativen Bedingungen der Korruptionsentstehung in der

Krise zusammen, dann sprechen die bisherigen Meinungen und Befunde für eine Ausweitung der Korruptionsmöglichkeiten.

Auch für die Erleichterung der Durchführung von Korruptionsvorgängen durch die politische bzw. administrative Ebene lassen sich in den Beiträgen in diesem Buch Hinweise finden. Dazu gehören die *Vereinfachung von Vergabeverfahren* sowie *fehlende Kontrollmöglichkeiten,* was insbesondere auf die geringfügige Gelegenheitskorruption (petty corruption) wirken sollte (vgl. Wolf, 2022a). Die „Entbürokratisierung" bzw. Beschleunigung bei administrativen Abläufen während der Pandemie hat mögliche Korruptions- bzw. Betrugsvorgänge einfacher gemacht (vgl. Fütterer-Akili, in diesem Band). So stellt Reisner (2020, S. 130) für das österreichische Recht fest, „dass das Corona-Virus auch Vergabeverfahren infiziert hat und auch dort seine Auswirkungen zeigt". In Verbindung mit der Verkürzung administrativer Prüfverfahren (auch bei nicht ausschreibungspflichtigen Inhalten), gesichert über einen hohen Handlungsdruck vonseiten der Behörden und der Politik, werden damit Korruptionsvorgänge reibungsloser durchführbar (vgl. von Arnim, in diesem Band). Die „Entbürokratisierung", die dem Ziel des schnellen administrativen Handelns angesichts einer Bedrohung dient, ist nicht unbedingt gleichzusetzen mit einem Überspringen „unnötiger" Bürokratie. Auch in anderen jüngsten Krisen (wie etwa dem Hochwasser im Sommer des Jahres 2021 in Mitteldeutschland) traten regelmäßig „Entbürokratisierungsprozesse" auf, wenn z. B. Geld an Flutopfer ausgezahlt wurde.

Gesellschaftlich dient eine solche Entbürokratisierung auch der Sichtbarmachung der Handlungsfähigkeit von Administrationen und Politik trotz einer hochkomplexen juristischen Regelungslage. Wenn in diesen Entbürokratisierungsprozessen Korruption einfacher gemacht wird, scheint diese ein Anpassungsmechanismus an geänderte Gesellschaftsbedingungen zu sein, den das bisherige gesetzliche Regelwerk in dieser Weise nicht zuließ. Smelser (1971) hat auf diesen Umstand bereits vor langer Zeit hingewiesen, hatte dabei aber eher „natürliche gesellschaftliche Anpassungsvorgänge" vor Augen und weniger derartige Krisenszenarien, wie sie durch Pandemien oder ähnliche Bedrohungen ausgelöst werden.

Wolf (2022a) nennt (u. a. im Rückgriff auf Steingrüber et al., 2020) weitere Beispiele für Korruptionsvorgänge in der Pandemie, die nahe legen, dass Kontrollmöglichkeiten fehlten, wenn beispielsweise Seuchenmedikamente von Ärzten für Verwandte gehortet werden oder wenn Quarantäneregelungen über Bestechungen vermieden werden sollen.

Aus den Beiträgen dieses Bandes und der sonstigen Literatur lässt sich also an dieser Stelle das Zwischenfazit ziehen, dass die Pandemiebekämpfung durch politische und administrative Maßnahmen die Entstehung und die Durchführung von Korruption erleichtern konnte.

2.2 Veränderung der Korruptionsmöglichkeiten auf der ökonomischen Ebene

Die COVID-19-Pandemie führte auf der ökonomischen Ebene zunächst zu einer erheblichen *Nachfrageveränderung* bei spezifischen Bedarfs- und Lebensmitteln, weil zu Beginn der Krise noch nicht klar war, wie stark die Versorgung der Bevölkerung mit diesen aufrechterhalten werden konnte. In Antizipation von Versorgungsengpässen reagieren Konsumentinnen und Konsumenten mit „Hamsterkäufen", die daher regelmäßig bei Bedrohungen wie Pandemien auftreten und auch für die Corona-Krise erwartet wurden (Micalizzi et al., 2021). „Hamsterkäufe" und damit verbundene Engpässe bei der Versorgung mit bestimmten Produkten stellten aber zumindest im Bereich der Nahrungsmittelversorgung westlicher Länder bisher keinen dauerhaften Zustand dar. Engpässe könnten dann gesamtgesellschaftlich bedeutsam werden, wenn sie zu einer ungleichen Versorgung führen. Wenn solche Mangelzustände aufgrund von korrupten Regierungsentscheidungen zum Vorteil von bestimmten Firmen auftreten, sind nach Barrett (2020) soziale Unruhen wahrscheinlich. Auf der individuellen Firmenebene bieten pandemiebedingte Engpasszeiten Monopol- und damit auch „Korruptionspotential" (vgl. Wolf, 2022a; Trombini et al., in diesem Band). Aus Sicht von Rose-Ackerman (2021,

S. 18, eigene Übersetzung) geht das über bloßes Betrugs- bzw. Korruptionsverhalten in Zeiten krisenhafter Unsicherheiten hinaus: „Gewinnorientierte Individuen und Firmen können Marktstörungen und Regulierungslücken auf Kosten der Öffentlichkeit ausnutzen. Somit hat die Pandemie die Korruptionsrisiken verschärft, die dann bestehen, wenn öffentlich Bedienstete den Auftrag bekommen, knappe Gewinne und Kosten unter unklaren oder inkonsistenten gesetzlichen Vorgaben zuzuweisen."

Auf der *Produktionsseite* der Ökonomie gab es im Zuge der Pandemie ebenfalls erhebliche Veränderungen. Ebert (2021) beschreibt diese für Firmen und Arbeitnehmer in folgender Weise: „2020 stimulierte die Pandemie mit ihren vielen ad-hoc Lockdown-Maßnahmen, die wie Flickenteppiche ausgebreitet und ständig revidiert wurden, einen radikalen Paradigmenwechsel. Unternehmen verloren von jetzt auf nachher die Kontrolle über ihre Geschäftsmodelle, Mitarbeiter und Kundenbeziehungen. Die oftmals plan-wirtschaftlich anmutenden Einschränkungen trafen offensichtlich den Einzelhandel, Kulturschaffende und die Gastronomie besonders […] Die neue Normalität verlangt nach Innovation." Für die Zusammenarbeit zwischen Arbeitenden wurde die Umsetzung der sozialen Distanz- und Hygieneregeln mit Möglichkeiten der Digitalisierung durchführbar. So viele Arbeitstätigkeiten wie möglich wurden ins „Home Office" verlegt. Die damit verbundene Verantwortungsdelegation erforderte Vertrauen vonseiten der Unternehmen und Verantwortungsbewusstsein und Integrität von Seiten der Arbeitstätigen (Enste et al., 2020). Diese Aspekte sind auch bedeutsam für Korruptionshandlungen. Es änderte sich zwar mit diesem Paradigmenwechsel in der Arbeitswelt die Häufigkeit der Kriminalität, die mit Arbeitsverhalten zu hat, vor allem Betrugsdelikte aller Art und insbesondere die Cyberkriminalität wie z. B. betrügerische Finanztransaktionen, Identitätsdiebstahl usw. (vgl. Ma & McKinnon, 2021; Sorgatz, in diesem Band). Inwieweit durch diesen Paradigmenwechsel auch Korruptionsdelikte in ihrer Schärfe oder Häufigkeit betroffen waren, ist aber noch zu klären.

Ein weiterer Aspekt, der in diesem Zusammenhang bedeutsam ist, liegt nach Rose-Ackerman (2021) in den wirtschaftlichen Einbrüchen *(Rezession)* und der *Güterknappheit,* die im Rahmen der Pandemie auftreten. Diese Entwicklungen verändern die Wettbewerbsbedingungen, was wiederum Einfluss auf die Korruptionsentwicklung haben kann. Bringt man die sozioökonomischen Ausgangsbedingungen einer Gesellschaft wie das Wohlstands- und Technologieniveau oder die Zugangsmöglichkeiten zu Gütern und Dienstleistungen ins Spiel, dann liefert beispielsweise der Beitrag von Trombini et al. (in diesem Band) Anschauungsmaterial für Probleme, die mit Korruption in diesem Zusammenhang in Verbindung stehen.

Fasst man die Wirkungen der ökonomischen Veränderungen in einem Zwischenfazit knapp zusammen, dann liegt erneut eine Ausweitung der Korruption nahe.

2.3 Veränderung der Korruptionsmöglichkeiten auf der sozialen Ebene

Die COVID-19-Pandemie führte auch auf der sozialen Ebene zu erheblichen Veränderungen, die zuvor auch bereits an verschiedenen Stellen angedeutet wurden.

Ein erster Aspekt, der in den Beiträgen genannte wurde (z. B. Wolf, 2022a), betrifft die pandemiebedingten Veränderungen für die Zivilgesellschaft, ihre Mitglieder und Verbände. Eine aktive Zivilgesellschaft, die sich (auch) für Antikorruption und entsprechende Werte einsetzt, wird in der Literatur immer als Gegenkraft zur Korruption in einem Land gesehen. Durch pandemiebedingte *Einschränkungen der Zivilgesellschaft* könnte dieser korruptionssenkende Effekt verloren gehen, von dem Verlust ihrer wichtigen Funktion bei der Gesundheitsversorgung ganz zu schweigen (vgl. Wolf, 2022a). Generell bestand für nationale Regierungen während der Corona-Krise die Notwendigkeit, Abwägungen zwischen pandemiebedingten Einschränkungen von Freiheitsrechten und der Gesundheitsvorsorge zu treffen (Flood et al., 2020).

Auch wenn sich durch die Reduzierung von Freiheiten Einschränkungen gerade für die Zivilgesellschaft während der Corona-Krise feststellen ließen (z. B. die Freiheit zur Versammlung), gibt es dennoch Beispiele dafür, dass zivilgesellschaftliche Aktivitäten korruptionssenkend wirken können. Sian und Smyth (2021) zeigen für Großbritannien, dass zivilgesellschaftliche Akteure gerade in Situationen, in denen Verantwortlichkeiten (accountability) für Krisenentscheidungen zugeschrieben werden müssen, auch in der Pandemiezeit besonders bedeutsam sind. Zu ähnlichen Schlüssen kommen auch Flood et al. (2020) oder Rose-Ackerman (2021). Genau diese Zuschreibung der Verantwortlichkeit ist ein wichtiger Faktor, wenn es um die Entstehung von Korruption geht.

Korruption beinhaltet immer, dass bestimmte geltende Regeln nicht befolgt werden. Daher kommt der Regeleinhaltung (Compliance) in der Korruptionsliteratur ein besonderer Stellenwert zu. Die Pandemiesituation zeichnete sich dadurch aus, dass Regeleinhaltungen (vor allem von neuen und ungewohnten Normen) zentral für die Gesundheitsvorsorge wurden. Dazu gehörten beispielsweise die Auswirkungen des Social Distancing oder die Einhaltung der Hygienemaßnahmen. Bevor einige konkrete Auswirkungen auf der sozialen Ebene dargestellt werden, die für das Phänomen der Korruption relevant sind, sollte kurz erwähnt werden, dass die Corona-Krise vor allem hinsichtlich der „Compliance" (also der Befolgung von Regeln) in verschiedener Hinsicht eine Herausforderung darstellte (vgl. auch Wolf, 2022a und b etwa zu den Querdenkern).

Compliance wird in der Korruptionsforschung als ein Gegenkonzept zu korruptem Verhalten verstanden (vgl. Sorgatz, in diesem Band; Graeff & Stessl, 2017). Pandemien, deren Bekämpfung Regeleinhaltungen benötigen (z. B. um die Ansteckungs- bzw. Erkrankungsgefährdung zu reduzieren), fordern von wissenschaftlichen Untersuchenden sehr ähnliche Fragestellungen und Lösungsansätze wie die Korruptionsforschung ab. Darüber hinaus gibt es Parallelen in den Schwierigkeiten, mit denen Pandemieverhalten und korrupte Austauschhandlungen bei ihrer Untersuchung behaftet sind (vgl. Dunkelmann, in diesem Band). Beide soziale Phänomene sind als *sensitiv* zu betrachten, was dazu führt, dass Erhebungen, die nicht das tatsächliche Verhalten (sondern die Intentionen oder Handlungseinstellungen) messen, mit Falschantworten, Antwortverweigerungen oder sozial erwünschten Antworten versehen sind. Nur Beobachtungsstudien, wie z. B. die Erhebung von Otchwemah et al. (2020), erlauben hier bessere Untersuchungsmöglichkeiten für bestimmte Handlungen in der Pandemie. Die Autorinnen und Autoren konnten in der Frühphase der Pandemie im Hinblick auf das (korrekte) Tragen von Mund-Nasen-Masken mithilfe einer Beobachtungsstudie feststellen, dass die Compliance zwar bei 97 % lag (dieser Prozentsatz wendete die Regel des Maskentragens an), dass aber deren Benutzung in 30 % der Fälle fehlerhaft durchgeführt wurde. Die Autorinnen und Autoren forderten daher eine Wissensvermittlung für die Verwendung der Masken. In einer längerfristigen Perspektive ließ sich ein *abnehmender Trend bei der Aufrechterhaltung der Compliance* mit den Abstands- und Hygieneregeln beobachten (z. B. in den Niederlanden durch Reinders Folmer 2020 oder Hoeben et al., 2021).

Diese Befunde zur Compliance sind deshalb für die Korruptionsforschung bedeutsam, weil die individuellen Entscheidungsparameter für die Durchführung von Korruption mit ihnen zusammenhängen. In der Kriminalitätsforschung ist die (subjektive) Wahrscheinlichkeit der Entdeckung einer devianten Tat wie Korruption ein entscheidender Faktor für deren Ausführung. Das legen nicht nur spieltheoretische Studien (wie Spengler, 2014), sondern auch empirische Untersuchungen (Dickel & Graeff, 2018; Graeff et al., 2014) oder auch theoretische Überlegungen für die Pandemiesituation nahe (Fütterer-Akili, in diesem Band). Auch die Praxiserfahrungen von Sorgatz (in diesem Band) weisen darauf hin, dass die Pandemie durch die administrativen und polizeilichen *Einschränkungen das Entdeckungsrisiko* senkt und damit die Bereitschaft zur Korruption (vor allem im Bereich der Subventionen und öffentlichen Aufträge) erhöhen könnte. Auch hier ist wieder relevant, dass die administrative und regierungsbezogene Priorisierung auf die Pandemiebekämpfung sonstige kriminelle Taten und ihre Anreize in ihrer Bedeutung für Politik und Medien überlagert.

Auch beim dritten Zwischenfazit muss man feststellen, dass die Veränderungen auf der sozialen Ebene tendenziell für eine Ausweitung der Korruptionsmöglichkeiten sprechen.

3 Diskussion und Ausblick

Die Beiträge in diesem Buch haben nicht nur die Bedingungen und Auswirkungen der Veränderung des gesellschaftlichen Lebens im Hinblick auf Korruption gezeigt. Sie haben auch Einflussrichtungen nahegelegt, sodass der Bedingungsraum zwischen Pandemie, Lebensbedingungen und Korruption aus der ersten Abbildung neu gezeichnet werden kann (vgl. Abb. 2).

Die Covid-19-Pandemie hat zu erheblichen Veränderungen auf der politischen bzw. administrativen, ökonomischen und sozialen Ebene geführt, die tendenziell zu einer Ausweitung der Korruptionsmöglichkeiten führen. Es gibt eine Reihe von Argumenten, warum dieser Ausweitungseffekt auftritt (wie die Veränderung der Gelegenheitsstrukturen). Wenn es überhaupt korruptionssenkende Auswirkungen der Pandemie gibt, dann

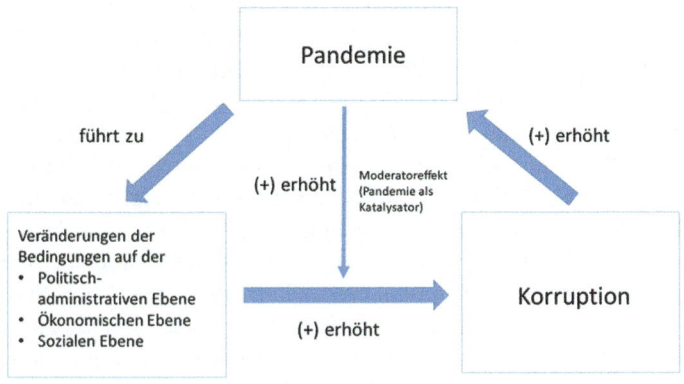

Abb. 2 Pandemieauswirkungen. (Quelle: Eigene Zusammenstellung)

scheinen diese über technische Innovationen vor allem durch Digitalisierung erreichbar (z. B. über ein besseres Monitoring oder die Veränderung der Entdeckungswahrscheinlichkeit, etwa wenn Kryptowährungen bei Korruptionstransaktionen verwendet werden, vgl. Kaplan, 2021).

Die Pandemie wirkt aber nicht nur über die veränderten Lebensbedingungen. Darüber hinaus verstärkte sie die Einflüsse der veränderten Lebensbedingungen auf die Korruptionshäufigkeit, und daher ist sie auch ein moderierender Faktor für Korruption (siehe Abb. 2).[1] Insofern kann die Krise als „Katalysator für Korruption" (Transparency International Deutschland, 2020) verstanden werden.

Umgekehrt wirkt ein höherer Grad an Korruption zurück auf die Bedingungen und die Bekämpfung der Pandemie (vgl. Wolf, 2022a). Korruptionsprozesse können Maßnahmen der Pandemiebekämpfung erodieren, z. B. indem unbrauchbares oder mangelhaftes Material von staatlicher Seite gekauft oder verwendet wird. Auf der Bevölkerungsebene kann eine solche Durchsetzung partikularer Interessen zum eigenen Vorteil dazu führen, dass nichtintendierte Nebeneffekte entstehen, wie z. B. dass das Ansteckungsrisiko steigt.

Diese hier geschilderten Schlussfolgerungen können nur ein vorläufiges Fazit darstellen. Zum Zeitpunkt des Erstellens dieses Textes ist die Pandemie trotz umfassender Impf- und Hygienemaßnahmen noch nicht überwunden. Zudem sind die durch die Pandemie angestoßenen Entwicklungs- und Beschleunigungsprozesse insbesondere bei der Digitalisierung

---

[1] Man könnte auch eine umgekehrte Einflussrichtung (im Sinne einer Verschwörungstheorie) annehmen, dass nämlich korrupte Machenschaften für ein Hervorbringen der Pandemie verantwortlich seien (vgl. Wolf, 2022b). Die Pandemie hat mit einer Nutzungsausweitung digitaler Medien auch die Möglichkeit verstärkt, frei erfundene Behauptungen aufstellen zu können. Immerhin sind digitale Informationsmedien ausgezeichnete Nährböden für Verschwörungstheorien und erfundene Nachrichten (Banerjee & Meena, 2021), mit denen solche und ähnliche Behauptungen verbreitet werden können und Gehör finden. Allerdings gibt es für diese Erklärungsrichtung keine empirische Substanz.

erst in Ansätzen umgesetzt. Daher sollen anstatt einer Zusammenfassung lediglich drei Thesen aus den bisherigen Erörterungen abgeleitet werden.

- *These 1:* Die bisherige Korruptionsforschung legte Erwartungen nahe, wie sich die Korruptionsanfälligkeit von potentiellen Korruptionsakteuren in der Corona-Krise entwickeln würde (z. B. dass Korruption und Betrug auftreten, wenn hohe öffentliche Mittel im Spiel sind, wie in der Maskenaffäre). Da diese Erwartungen eingetroffen sind, lässt sich vermuten, dass es nicht die Pandemie ist, die die Korruptionsbedingungen (direkt) verändert. Vielmehr bewirkten die veränderten Lebensbedingungen (deren Veränderung auch aus anderen Gründen auftreten kann als aus Pandemiegründen) die Korruptionsaktivitäten.

  Da die Pandemie nicht die einzige Bedrohung ist und bleiben wird,[2] lässt sich aus dieser These folgern, dass in Zukunft ähnliche Korruptions- und Complianceproblematiken auftreten werden. Wenn Gesellschaften durch Bedrohungen ähnliche Einschränkungen in ihren Funktionsbereichen erfahren, wie es in der Corona-Krise der Fall war, dann wird das auch die Korruptionsbedingungen verändern und vor allem für die Anreize zur Korruption zu Veränderungen führen. In diesem Sinne kann die Covid-19-Pandemie als ein „natürliches Experiment" nicht nur im Bereich der Kriminalitätsforschung (Hawdon et al., 2020) verstanden werden, aus dem wir für die Zukunft lernen können und dessen Schlussfolgerungen für ähnliche Bedrohungen relevant sein werden.

- *These 2:* Die Pandemie setzte nicht die Mechanismen oder die Abläufe außer Kraft, die Korruption hemmen oder fördern. Insbesondere fehlende Kontrollmöglichkeiten ver-

---

[2] Inzwischen haben auch andere Katastrophen wie Stürme oder Starkregen zu Ausnahmesituationen in Deutschland geführt. Sie führen immer wieder zu ähnlichen Fragen und Problematiken, die von einer Gesellschaft und insbesondere der Politik adressiert werden müssen (Prokopf, 2020).

stärken in der Pandemiesituation korrupte Prozesse (Fütterer-Akili, in diesem Band). Daraus folgt, dass gerade in dringlichen politischen oder administrativen Entscheidungssituationen die Transparenz bei der Entscheidungsfindung und die Nachvollziehbarkeit der Anwendung von Kriterien extrem bedeutsam werden (vgl. Rose-Ackerman, 2021; Wolf, 2022b). Korruption kommt dort ins Spiel, wo Vertrauens- bzw. Amtspositionen ausgenutzt werden können. Wenn Entscheidungen in solchen Positionen getroffen werden, die aufgrund einer hohen Dringlichkeit andere Rechte außer Kraft setzen, ist Transparenz eine der wenigen Möglichkeiten, um post hoc Verantwortungszuschreibungen vorzunehmen.

- *These 3:* Die Pandemie ist auch ein Katalysator der digitalen Entwicklung, daher muss sich die Korruptionsforschung in Zukunft verstärkt dem Zusammenhang zwischen korrupten Praktiken und den digitalen Möglichkeiten widmen, nicht nur, was die bloßen Transaktionsabwicklungen (z. B. das Übergeben von Bestechungsgeldern) angeht, sondern auch die damit verbundenen sozialen Aspekte der Transaktionen.

Aus dieser These lässt sich folgern, dass sich die Korruptionsforschung auf neue Formen der Korruption, zumindest aber auf neue Austausch- und Kontaktwege einstellen muss, die zu erforschen auch neue Herausforderungen mit sich bringen wird. Sie muss den Paradigmenwechsel nachvollziehen, der sich mit der Pandemie ergeben hat.

Literatur

Amankwah-Amoah, J., Khan, Z., Wood, G., & Knight, G. (2021). COVID-19 and digitalization: The great acceleration. *Journal of Business Research, 136*, 602–611.

Banerjee, D., & Meena, K. S. (2021). COVID-19 as an "Infodemic" in public health: Critical role of the social media. *Frontiers in Public Health, 9*, 1–8.

Barret, C. B. (2020). Actions now can curb food systems fallout from COVID-19. *Nature Food, 1*, 319–320.

Cohen, L. E., & Felson, M. (1979). Social change and crime rate trends: A routine activity approach. *American Sociological Review, 44*(4), 588–608.

Dickel, P., & Graeff, P. (2018). Entrepreneurs' propensity for corruption: A vignette-based factorial survey. *Journal of Business Research, 89*, 77–89.

Dincer, O., & Gillanders, R. (2021). Shelter in place? Depends on the place: Corruption and social distancing in American states. *Social Science & Medicine, 269*(8). https://doi.org/10.1016/j.socscimed.2020.113569

Ebert, C. (2021). Verteilt arbeiten, gemeinsam gewinnen. *HMD Praxis der Wirtschaftsinformatik*. https://doi.org/10.1365/s40702-021-00755-7

Enste, D., Kürten, L., & Schwarz, I. (2020). Vertrauen in Unternehmen: Die Bedeutung von Vertrauen in Krisenzeiten. *IW-Report* No. 45/2020. Institut der deutschen Wirtschaft.

Flood, C. M., MacDonnell, V., Thomas, B., & Wilson, K. (2020). Reconciling civil liberties and public health in the response to COVID-19. *Facets 5*(1), https://doi.org/10.1139/facets-2020-0070.

Florack, M., Korte, K.-R., & Schanholz, J. (2021). „Coronakratie": Konturen einer neuen demokratischen Normalität. In M. Florack, K.-R. Korte, & J. Schwanholz (Hrsg.), *Coronakratie. Demokratisches Regieren in Ausnahmezeiten* (S. 11–22). Campus.

Füllgrabe, U. (2020). Veränderung der Kriminalität in Zeiten der Corona-Pandemie. *Kriminalistik, 7*, 439–444.

Gabryelczyk, R. (2020). Has Covid-19 accelerated digital transformation? Initial lessons learned for public administrations. *Information Systems Management, 37*(4), 303–309.

Giones, F., Brem, A., Pollack, J. M., Michaelis, T. L., Klyver, K., & Brinckmann, J. (2020). Revising entrepreneurial action in response to exogenous shocks: Considering the COVID-19 pandemic. *Journal of Business Venturing Insights, 14*, https://doi.org/10.1016/j.jbvi.2020.e00186

Goel, R. K., Nelson, M. A., & Goel, V. Y. (2021). COVID-19 vaccine rollout – Scale and speed carry different implications for corruption. *Journal of Policy Modeling, 43*(3), 503–520.

Graeff, P., & Steßl, A. (2017). Effektive Compliance: Ursachen, Hindernisse und Lösungsvorschläge. In C. Stark (Hrsg.), *Korruptionsprävention* (S. 145–161). Springer.

Graeff, P., Sattler, S., Mehlkop, G., & Sauer, C. (2014). Incentives and inhibitors of abusing academic positions: Analysing students´ decisions about bribing academic staff. *European Sociological Review, 30*(2), 230–241.

Hawdon, J., Party, K., & Dearden, T. E. (2020). Cybercrime in America amid COVID-19: The initial results from a natural experiment. *American Journal of Criminal Justice, 45*, 546–562.

Hoeben, E. M., Barnasco, W., Suonperä Liebst, L., van Baak, C., & Rosenkrantz Lindegaard, M. (2021). Social distancing compliance: A video observational analysis. *PLoS ONE, 16*(3). https://doi.org/10.1371/journal.pone.0248221

Huerta de Soto, J., Sánchez-Bayón, A., and Bagus, P. (2021). Principles of Monetary & Financial Sustainability and Wellbeing in a Post-COVID-19 World: *The Crisis and Its Management. Sustainability 13*, 4655. https://doi.org/10.3390/su13094655.

Iossa, E., & Martimort, D. (2013). Corruption in public-private partnerships. In P. de Vries & E. B. Yehoue (Hrsg.), *The routledge companion to public-private partnerships* (S. 207–224). Routledge.

Kaplan, A. (2021). Cryptocurrency and corruption: Auditing with blockchain. In T. Aksoy & U. Hacioglu (Hrsg.), *Auditing ecosystem and strategic accounting in the digital era. Contributions to finance and accounting* (S. 325–338). Springer.

Landwehr, C., & Schäfer, A. (2021). Repräsentation: Zwischen technokratischer und populistischer Versuchung. In M. Florack, K.-R. Korte, & J. Schwanholz (Hrsg.), *Coronakratie. Demokratisches Regieren in Ausnahmezeiten* (S. 134–145). Campus.

Ma, K. W. F., & McKinnon, T. (2021). Covid-19 and cyber fraud: Emerging threats during the pandemic. *Journal of Financial Crime*. https://doi.org/10.1108/JFC-01-2021-0016

Mazzucato, M., & Kattel, R. (2020). COVID-19 and public-sector capacity. *Oxford Review of Economic Policy, 36*(1), 256–269.

Micalizzi, L., Zambrotta, N. S., & Bernstein, M. H. (2021). Stockpiling in the time of COVID-19. *British Journal of Health Psychology, 26*(2), 535–543.

Otchwemah, R., Duman, D., Neuwirth, M., Teves, S., Mattner, F., & Neuwirth, M. M. (2020). Einsatz von Community-Masken in der Bevölkerung: Praxis und Anwendungsfehler während der COVID-19 Pandemie in Deutschland. *Gesundheitswesen, 82*(11), 821–828.

Prokopf, C. (2020). *Handeln vor der Katastrophe als politische Herausforderung. Mehr Vorsorge durch die Governance von Risiken*. Nomos.

Reinders Folmer, C., Kuiper, M. E., Olthuis, E., Kooistra, E. B., de Bruijn, A. L., Brownlee, M., Fine, A., & van Rooij, B. (2020). Compliance in the 1.5 Meter Society: Longitudinal analysis of citizens' adherence to COVID-19 mitigation measures in a representative sample in the Netherlands. *Amsterdam Law School Research Paper* No. 2020–33. http://dx.doi.org/10.2139/ssrn.3624959.

Reisner, H. (2020). Wie COVID-19 Vergabeverfahren infiziert. *Zeitschrift für Vergaberecht, 3*, 129–130.

Rose-Ackerman, S. (2021). Corruption and Covid-19. *Eunomía. Revista en Cultura de la Legalidad, 20*, 16–36.

Shleifer, A., & Vishny, R. W. (1993). Corruption. *The Quarterly Journal of Economics, 108*(3), 599–617.

Sian, S., & Smyth, S. (2021). Supreme emergencies and public accountability: The case of procurement in the UK during the Covid-

19 pandemic. *Accounting, Auditing & Accountability.* https://doi.org/10.1108/AAAJ-08-2020-4860
Smelser, N. J. (1971). Stability, instability and the analysis of political corruption. In B. Barber & A. Inkeles (Hrsg.), *Stability and social change. In honor of talcott parsons* (S. 7–29). Little, Brown & Co.
Spengler, D. (2014). Endogenous detection of colloborative crime: The case of corruption. *Review of Law and Economics, 10*(2), 201–217.
Steingrüber, S., Kirya, M., Jackson, D., & Mullard, S. (2020). Corruption in the time of COVID-19: A double-threat for low income countries. *U4 Brief* 2020(6). https://www.u4.no/publications/corruption-in-the-time-of-covid-19-a-double-threat-for-low-income-countries.pdf. Zugegriffen: 10. Aug. 2021.
Teremetskyi, V., Duliba, Y., Kroitor, V., Korchak, N., & Makarenko, O. (2020). Corruption and strengthening anti-corruption efforts in healthcare during the pandemic of Covid-19. *Medico-Legal Journal, 89*(1), 25–28.
Transparency International Deutschland. (2020). Die Corona-Krise – ein Katalysator für Korruption? Positionspapier von Transparency Deutschland. https://www.transparency.de/fileadmin/Redaktion/Publikationen/2020/Positionspapier_Korruptionspraevention_Corona_Juni_2020.pdf. Zugegriffen: 11. Febr. 2021.
Wolf, S. (2022a). COVID-19 als Herausforderung für Korruptionsbekämpfung und Korruptionsforschung, in diesem Band.
Wolf, S. (2022b). Betrug, Korruption und Misswirtschaft in der deutschen Pandemiebekämpfung, in diesem Band.

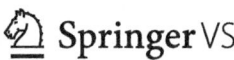 springer-vs.de

Sebastian Wolf
Peter Graeff *Hrsg.*

Korruptionsbekämpfung vermitteln

Didaktische, ethische und inhaltliche Aspekte in Lehre, Unterricht und Weiterbildung

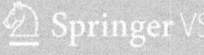

Jetzt im Springer-Shop bestellen:
springer.com/978-3-658-19015-6

The manufacturer's authorised representative in the EU is Springer Nature Customer Service Centre GmbH, Europaplatz 3, 69115 Heidelberg, Germany. If you have any concerns regarding our products, please contact ProductSafety@springernature.com

Printed and bound by CPI Group (UK) Ltd, Croydon, CR0 4YY
25/03/2026
02078173-0001